本书得到国家自然科学基金项目（31800923、72332010）、北京市属高校分类发展（基于北京国际交往高端人才培养和服务企业“走出去”的优势特色学科提升计划）、北京第二外国语学院科研处联合资助出版

“健康中国”背景下 酒店业顾客员工互动影响员工健康的心理和神经机制研究

雷铭 著

PSYCHOLOGICAL AND NEURAL MECHANISM OF EFFECTS OF CUSTOMER-EMPLOYEE INTERACTIONS ON HOTEL EMPLOYEES' HEALTH IN THE CONTEXT OF "HEALTHY CHINA"

中国经济出版社
CHINA ECONOMIC PUBLISHING HOUSE
·北京·

图书在版编目（CIP）数据

“健康中国”背景下酒店业顾客员工互动影响员工健康的心理和神经机制研究／雷铭著．-- 北京：中国经济出版社，2024.7. -- ISBN 978－7－5136－7789－9

Ⅰ．R395.6

中国国家版本馆 CIP 数据核字第 2024KY2609 号

责任编辑　李若雯
责任印制　马小宾

出版发行　中国经济出版社
印 刷 者　天津嘉恒印务有限公司印刷
经 销 者　各地新华书店
开　　本　710mm×1000mm　1/16
印　　张　12
字　　数　175 千字
版　　次　2024 年 7 月第 1 版
印　　次　2024 年 7 月第 1 次
定　　价　78.00 元
广告经营许可证　京西工商广字第 8179 号

中国经济出版社　网址 http://epc.sinopec.com/epc/　社址 北京市东城区安定门外大街 58 号　邮编 100011
本版图书如存在印装质量问题，请与本社销售中心联系调换（联系电话：010－57512564）

前言 Preface

随着服务业的高速发展，服务企业间的竞争日益加剧。为了在激烈的竞争中取胜，服务业一直遵循“顾客第一”“顾客是上帝”的理念，但“顾客并不一定总是对的”。在服务业员工的日常工作中，顾客的不友好或者侵犯现象日益严重。顾客在与员工的互动中存在着阴暗面，员工成为顾客侵犯的目标。有研究发现，呼叫中心的员工遭受顾客侵犯的频率高达10次/天。酒店业作为典型的服务行业，顾客—员工互动中引起的顾客侵犯已经成为酒店员工最主要的压力源。顾客侵犯可能引起酒店员工工作退缩（员工的迟到、缺勤）、职位退缩（离职率高）和服务质量降低等诸多问题，已经成为阻碍酒店企业发展的“瓶颈”。更重要的是，顾客侵犯对员工身心健康造成极大威胁，影响员工的行为、情绪、认知和生理健康等多个方面。顾客侵犯影响酒店员工的健康，可能是造成员工工作退缩和职位退缩的重要“催化剂”。因此，有必要深入研究顾客—员工互动中的顾客侵犯影响员工健康的内在机制，进而提出促进我国酒店业员工健康的有效建议。

“健康中国”战略背景下，酒店员工的健康与酒店企业发展和个人幸福感息息相关。一方面，人才是第一生产力，健康的人才是酒店企业的核心竞争力。只有关注员工的健康，酒店才能拥有源源不断的高质量人才。另一方面，员工的身心健康对员工的幸福感和获得感至关重要，员工只有拥有健康的体魄和心理，才能实现人生价值。世界卫生组织（WHO）将健康分为生理健康、心理健康、人际关系健康等多个维度。其中，心理健康不仅包括情绪健康，也包括认知功能健康。对于企业员工来说，组织行为健康是人际关系健康的重要表现。由此，酒店员工面临的最主要也是最普遍的压力源——顾客侵犯是如何影响员工健康的呢？顾客侵犯对员工的行为健康、认知健康、情绪健康和生理健康有哪些具体的影响呢？具体的心理和神经机制如何？以及酒店业员工的身心健康可以通过什么途径得到保护？为解决这些问题，本书以服务企业中典型的酒店业为代表，探索顾客侵犯影响酒店员工健康的心理和神经机制，为“健康中国”战略下促进服务员工的健康提供有益参考。

本书将酒店企业顾客侵犯行为作为研究切入点，以员工的行为健康、认知健康、情绪健康和生理健康作为研究重点，以系统梳理国内外学者对顾客侵犯的系列研究为本书的研究起点。首先厘清了顾客侵犯与顾客欺凌、顾客不文明行为、顾客不当行为等概念的内涵，提出了本书顾客侵犯行为的定义，即由于顾客对服务提供者不尊重、贬低、做出不合理或侵犯性行为引起服务提供者的心理不适和造成伤害等。然后通过综述顾客侵犯行为对服务员工行为、认知、情绪和生理健康的影响，探寻顾客侵犯不良影响的改善措施，进而形成了本书的研究框架和理论基础。

在顾客侵犯影响员工行为健康部分，首先通过预实验，结合国外学者提供的资料，编制了酒店业顾客侵犯诱发实验材料。然后通过在一线酒店员工中发放调查问卷，探讨了顾客侵犯对酒店业员工的消极组织行为（员工偏离行为）和积极组织行为（顾客导向行为）的影响，以及其中的内在机制和边界条件。研究发现，顾客侵犯诱发材料有效，可以有效引发员工的顾客侵犯感知。顾客侵犯行为可以正向促进员工的偏离行为，并负向影响员工的顾客导向行为。负性情绪在顾客侵犯与员工偏离行为和顾客导向行为之间起到中介作用，情绪调节和积极情绪起到调节作用，能够弱化顾客侵犯与负性情绪之间的正向关系，而且情绪调节和积极情绪在负性情绪与员工偏离行为、顾客导向行为之间起着调节作用。因此，顾客侵犯可以影响酒店业员工的行为健康。

在顾客侵犯影响员工认知健康部分，采用实验研究方法，考察了顾客侵犯对员工注意功能的影响，包括注意执行控制功能（Stroop 色词测试）、注意广度（Navon 字母测试）、注意网络功能（ANT），同时考察了顾客侵犯对员工记忆功能的影响。研究发现，顾客侵犯可以影响被试的注意执行控制功能，但是对更基础的注意功能，如注意广度和注意网络没有影响。由此看出，顾客侵犯可以影响注意执行控制功能。

在顾客侵犯影响员工情绪和生理健康部分，引入了独特的惊反射和前脉冲抑制作为生理健康的指标。惊反射是人和动物共有的由突然和强烈的感官刺激引起的全身反射反应，如强烈的令人吃惊的宽频带噪声和突然的吼叫。惊反射可以通过震惊反射设备来收集人类眨眼反射的肌电变化，惊反射以及前脉冲抑制功能是反映个体生理健康的有效指标。研究发现，顾客侵犯可以引起个体强烈的负性情绪体验，增强个体的惊反射，并降低个体的前脉冲抑制水平。因此，顾客侵犯影响了个体的情绪健康和生理健康。

在顾客侵犯影响员工认知和情绪健康的神经机制部分，采用脑电 EEG 研究，考察了顾客侵犯对个体情绪图片的注意反应和情绪反应的影响。研究发现，实验组（顾客侵犯组）相较于对照组，对负性情绪图片的注意反应更强，表现为 N170 成分的波幅更大。同时，顾客侵犯组对负性情绪图片的情绪反应更快，表现为 P2 成分和 LPP 成分的潜伏期更短。本部分脑电实验结果揭示了顾客侵犯影响员工的注意功能和情绪功能的神经机制，即顾客侵犯主要通过影响员工的负性情绪注意 N170 成分以及与情绪体验相关的 P2 成分和 LPP 成分来影响员工的注意和情绪。因此，顾客侵犯使被试对负性情绪图片的情绪反应更快、注意更多，进而影响了被试的短时注意功能和情绪反应，从而可能长期影响被试的身心健康。

在顾客侵犯影响员工生理健康的神经机制部分，顾客侵犯引起员工生理性的惊反射增强，是一种原始性防御反射活动。虽然惊反射是应对威胁刺激的迅速的自我保护行为，对人和动物适应环境有重要意义，但是，惊反射的出现会干扰员工正在进行的行为和认知过程，给人的行为和认知带来困扰。所以，为了适应复杂的环境，人具有一种抑制惊反射的前脉冲抑制功能，可以有效抑制惊反射，对人的生理健康起到保护作用。本部分使用行为学和 EEG 脑电研究方法，探讨了注意对前脉冲抑制的调节作用及其神经机制，本部分开发了一种新的注意调节前脉冲抑制测量范式，并发现特征性注意可以选择性地增强大脑早期皮层反应 N1 成分，进而增强惊反射的前脉冲抑制，从神经机制层面解释了顾客侵犯影响员工生理健康的神经机制。

在酒店业员工健康的保护机制部分，主要探讨了个体和组织因素对员工健康的保护作用。本部分通过问卷调查法，考察了酒店企业员工心理健康水平，以及组织支持对心理健康的保护作用，同时考察了个人—组织匹配的中介作用和工作年限的调节作用。研究发现，组织支持和个人—组织匹配可以从组织层面保障酒店业员工的心理健康，工作年限在组织支持和员工心理健康之间起调节作用。可以看出，个体层面和组织层面都可以采取必要措施，促进员工的生理健康和心理健康。

综上所述，本书系统性地研究了酒店行业中顾客—员工互动过程中的顾客侵犯对员工行为健康、认知健康、情绪健康、生理健康的影响，深入探讨了顾客侵犯影响认知、情绪和生理健康的神经机制，并尝试从个体层面和组织层面提出保障员工身心健康的措施。同时，从完善与健康相关的政策法规、服务企业推出促进健康的指导措施、发展个体健康促进技能等方面提出了相应的对策和建议。

目录
Contents

第一章
总论

党的十八届五中全会将健康中国建设列入了“十三五”规划，正式升级为国家战略。党的十九大报告提出，要满足人民对健康生活的需要，推进健康中国建设。党的二十大报告同样提到，要推进健康中国建设，把保障人民健康放在优先发展的战略位置。企业员工的健康与企业发展和个人幸福感息息相关（朱必祥、朱妍，2013）。随着服务业的高速发展，企业间的竞争日益加剧。绝大多数服务企业是情感密集型企业，实行关系型服务。在关系型服务中，由于顾客的参与，员工和顾客双方产生了互动性。以往大部分研究集中于从员工角度如何增强与顾客之间的关系，但是“顾客并不一定总是对的”。在服务业员工的日常工作中，顾客的不友好行为或者侵犯现象日益严重，大到医患冲突中的杀医行为，小到顾客对服务从业人员的言语不礼貌行为。顾客与员工的不良互动会给员工的健康带来重大影响。世界卫生组织（WHO）认为，健康包括生理健康、心理健康、人际关系健康等多个维度。其中，心理健康不仅包括情绪健康，也包括认知功能的健康。本书以酒店业为服务企业的代表，以员工在与顾客互动过程中面临的最主要的压力源——顾客侵犯为切入点，探索酒店企业中顾客侵犯影响酒店员工行为健康、认知健康、情绪健康和生理健康的心理和神经机制，进而提出提升我国酒店服务业员工健康水平的建议，这是一次全新的尝试。

第一节　研究背景与研究意义

一、“健康中国”战略和健康维度

党的十八大以来，以习近平同志为核心的党中央高度重视与维护人民健康。党的十八届五中全会明确提出推进健康中国建设，从“五位一体”总体布局和“四个全面”战略布局出发，对更好保障人民健康做出了制度安排，并且将健康中国建设列入了“十三五”规划，正式升级为国家战略。2016 年，习近平总书记在全国卫生与健康大会上指出，要把人民健康放在优先发展的战略地位，为实现“两个一百年”奋斗目标、实现中华民族伟大复兴的中国梦打下健康基础。健康是促进人全面发展的必然要求，是经济社会发展的基础条件，是民族昌盛和国家富强的重要标志，也是广大人民群众的共同追求。2022 年，党的二十大报告同样提出，要推进健康中国建设，把保障人民健康放在优先发展的战略位置。因此，在新时代努力实现全面建设社会主义现代化国家目标的过程中，还需要进一步重视人民健康保障工作。

员工健康问题作为国民健康问题的重要分支，对推进健康中国建设具有重要意义。员工健康是国家和企业健康发展的重要组成部分，要重视企业员工的身心健康。一方面，人才是第一生产力，健康的人才是企业的核心竞争力（张家霆、朱丽华，2008）。我国一直实施人才强国战略，只有关注员工的健康，我国才能拥有源源不断的高质量人才。另一方面，员工健康管理作为人力资本投资的一种形式，不仅可以提高人力资源的质量、提升生产力、促进经济增长（朱必祥、朱妍，2013），还可以降低人才流失的风险，形成可持续性的人力资本（王冬梅，2010）。关注员工的身心健康对国家和企业的健康可持续发展具有十分重要的意义。同时，随着我国经济的发展，服务业产值在我国 GDP 中的比重不断增大，服务业对经济贡献率逐年上升，已经成为我国国民经济的第一大产业。在北京市，服务业也跃居为第一大产业，占比为 81.7%，是支持北京市经济稳定增长的主动力。此外，服务业作为劳动密集型产业，随着其快速发展，已经成为吸纳就业的主要渠道，从事服务业的员工数量庞大。因此，关注服务业员工健康非常必要。

WHO 1948 年成立时在其宪章中给健康下的定义是：“健康是一种躯体、精神与社会和谐融合的完美状态，而不仅仅是没有疾病或身体虚弱。”具体来说，WHO 对健康的定义包括躯体健康、精神健康、人与社会和谐的健康。WHO 的定义体现了积极的和多维的健康观，是健康的最高目标。1986 年，WHO 参与主办的首届国际健康促进大会发布的《渥太华宪章》重新定义了健康：“健康是每天生活的资源，并非生活的目标。健康是一种积极的概念，强调社会和个人的资源以及个人躯体的能力。”《渥太华宪章》还指出："良好的健康是社会、经济和个人发展的主要资源，是生活质量的一个重要方面。"目前，国际上通常认为健康不仅指没有疾病，而且指心理上和社会上的完美状态。其中，彭聃龄（2007）在《普通心理学》一书中，将心理的维度定义为认知、情绪和意志，即心理健康是知、情、意三者结合的健康。认知健康主要包括感知觉、注意、记忆等功能的健康；情绪健康主要包括情绪管理、情绪应对能力的稳定；意志健康主要指在人格、创造力等方面的表现良好。社会健康通常也包括组织中的行为健康、良好的社会关系等方面。综上可以看出，服务业员工健康不仅包括生理健康，也包括认知健康、情绪健康和行为健康等诸多方面。本书系统性地研究了员工健康的多个维度，探索酒店企业中顾客侵犯对员工行为健康、认知健康、情绪健康和生理健康等多方面的影响及保护机制，这是对员工健康领域研究的一个拓展。

二、顾客—员工互动、顾客侵犯与服务业员工健康

随着服务业的高速发展，服务企业间的竞争日益加剧。绝大多数服务企业是情感密集型企业，实行关系型服务（占小军等，2019）。在关系型服务中，由于顾客的参与，员工和顾客双方产生了互动性。服务组织为了在激烈的竞争中取胜，一直遵循"顾客第一""顾客是上帝"的理念。服务业顾客—员工良性互动会给多方带来利益和好处。对顾客而言，顾客—员工之间的良性互动会增进顾客的正面情绪和信任，提高顾客的整体满意度（杨宜苗、郭佳伟，2019）；对员工而言，顾客—员工之间的良性互动有利于员工调节自己的情绪（杨勇等，2017）、提升工作满意度（黄莹莹，2021）；对企业而言，顾客—员工之间良性互动的益处最大，顾客—员工之间良性互动有助于维系顾客忠诚（黎建新等，2016），提升口碑（杨宜苗、郭佳伟，2019），提升员工的敬业度、酒店企业的绩效和服务创新能力（安珊，2018）。

但是，"顾客并不一定总是对的"。在服务业员工的日常工作中，顾客—员工之间的不良互动日益严重，例如顾客对服务从业人员的言语不礼貌行为。顾客侵犯作为最主要的顾客—员工不良互动表现形式，已经引起

国内外学者的共同关注。Grandey 等（2004）报告，呼叫中心的员工遭受顾客侵犯的频率高达 10 次/天。这些顾客侵犯行为被认为是服务业员工面对的最主要的压力源（Dormann and Zapf，2004）。顾客侵犯行为作为服务业员工与顾客互动过程中员工面临的最主要的压力源，会对员工工作表现和身心健康造成很大影响（李晓艳、周二华，2012；Kim et al.，2014）。例如，顾客侵犯会影响员工工作表现，Kim 等（2014）发现顾客侵犯行为会通过增加工作压力，降低员工的工作满意度和工作绩效，增加员工的旷工和怠慢行为。顾客侵犯行为也会影响员工的离职意愿（李晓艳、周二华，2012）以及组织公民行为（文吉、侯平平，2015）。同时，作为服务业员工最主要的压力源，顾客侵犯对员工身心健康造成多方面影响，Lin 等（2022）的研究表明，顾客的侵犯行为不仅会使员工工作结束后处于自我耗竭状态，还会产生溢出效应，影响员工睡眠情况，使员工第二天醒来时产生负性情绪。同时，顾客侵犯会诱发员工的负面消极情绪（刘汝萍等，2018）、失眠（Lin et al.，2022）、记忆力下降（Rafaeli et al.，2012）等。

顾客侵犯行为，是指顾客对服务提供者不尊重、贬低、做出不合理或侵犯性行为引起服务提供者的心理不适和造成伤害等（李晓艳、周二华，2012）。顾客侵犯对员工身心健康的影响需要进一步拓展。

首先，以往研究主要关注顾客侵犯对员工工作表现和组织行为的影响，最新的研究开始关注顾客侵犯行为对员工心理健康的影响，包括员工的主观幸福感（Baranik et al.，2017）、情绪枯竭（Karatepe，2011a）、情绪不和谐（Goussinsky，2011）、工作倦怠（Dursun and Aytac，2014）等。员工心理健康不仅包括情绪健康，也包括认知功能的健康（彭聃龄，2007）。目前，仅有一项研究考察了顾客侵犯行为对员工认知功能的影响，通过实验室操纵，Rafaeli 等（2012）发现顾客侵犯行为会使员工的记忆功能受损，进而降低对客服务的质量。以上研究显示，顾客侵犯行为对员工生理和心理健康的影响可能存在时间动态性：短时间内的侵犯行为影响服务业员工的认知功能（如记忆等），随着时间的增长和程度的加深，侵犯行为可能会引发员工情感耗竭，进而长期损害员工的生理和心理健康。认知功能的缺损（如注意功能、记忆功能的障碍）往往早于心理问题症状的出现（雷铭等，2017）。本书从认知功能、情绪健康、生理健康三个角度出发，研究顾客侵犯对员工注意、记忆等认知功能的影响，顾客侵犯对员工情绪等心理健康的影响，以及顾客侵犯对员工生理健康的影响，丰富了对顾客侵犯与员工身心健康之间影响机制的理解。

其次，以往研究主要采用情境回忆法研究顾客侵犯行为，根据员工对顾客侵犯事件的回忆来测量负性情绪、压力等结果变量，测量结果受记忆的影响存在一定的偏差（Li et al.，2009）。神经科学技术作为一种新的研究手段，具有客观性高、可视化强、测量实时等特点，弥补了以往访谈法、问卷法等研究方法的不足，因此被广泛应用于管理学、经济学、社会学等研究领域（Lei et al.，2024）。本书创新性地运用了脑电实验法来探索顾客侵犯对员工情绪、认知和生理健康的影响，有助于更加客观真实地了解顾客侵犯对员工身心健康的影响，提出更加有针对性的策略。

最后，尽管顾客侵犯对员工行为、认知、情绪、生理健康造成诸多不良影响，但是个体因素和组织因素可以对员工身心健康起到保护作用。个体层面的个人—组织匹配、组织层面的组织支持都可以提高酒店业员工的健康水平。因此，可以充分利用个体因素和组织因素，促进员工的身心健康，提高其健康水平。

三、酒店业作为服务业的典型情境性

酒店业的英文单词是“hospitality”，源于拉丁动词“hospitate”，意思是“招待客人”。酒店业就其本质而言属于服务型产业，是为社会经济和人们生活服务的一个行业。另外几个相关的英文单词如“hospital”（医院）、“hospice”（救济院）以及“hostel”（招待所）等也来自同样的拉丁词根，其主要含义都集中在“host”（主人，即接待、欢迎并努力满足暂时离家需要的人）上。酒店业与社会经济结构中的第一产业（农业和矿业等原材料业）和第二产业（产品生产制造业）区别明显。酒店业作为典型的接待服务行业，为人们提供餐饮、住宿或餐饮与住宿相结合的整体服务，是服务业中具有代表性的标志性产业。但是，酒店业仍存在一些问题，如一线员工面临的顾客侵犯问题频发、酒店员工的身心健康问题较多等。因此，酒店业是研究顾客—员工互动影响员工身心健康机制的典型性行业。本书根植于酒店服务业，探究酒店业顾客侵犯对员工身心健康的影响及保护机制，研究结果对整个服务业具有一定的普适性。

四、研究意义

（一）理论意义

本书的理论意义主要包括以下四个方面。

第一，本书以顾客侵犯为切入点，探讨其对员工身体和心理健康的影响，丰富了对顾客侵犯行为结果变量的认识。服务企业一直遵循“顾客第一”“顾客是上帝”的理念，但是“顾客并不一定总是对的”。在服务业员工的日常工作中，顾客的不友好行为或者侵犯现象日益严重。Grandey等（2004）报告，呼叫中心的员工遭受顾客侵犯的频率高达10次/天。这些顾客侵犯行为被认为是服务业员工面对的最主要的压力源（Dormann and Zapf，2004）。以往研究主要探讨顾客侵犯行为对员工心理健康的影响，本书进一步探讨顾客侵犯对员工身体和心理健康的影响及其机制，研究结果可以丰富对顾客侵犯行为结果变量的理解。

第二，本书从心理学领域认知功能的变化出发，对健康程度进行了细分，探究顾客侵犯行为对员工认知功能的影响，研究角度新颖。以往研究顾客侵犯行为对员工心理健康的影响仅停留在心理健康的表层，如员工的主观幸福感、工作满意度等（Baranik et al.，2017）。最新的心理学研究认为，认知功能的缺损（如注意、记忆功能的障碍）往往早于心理问题症状的出现（雷铭等，2017）。因此，本书引入心理学领域认知功能的变化，探究认知功能在顾客侵犯对员工健康影响机制中的作用，研究角度新颖。

第三，本书利用神经科学研究手段，加深对顾客侵犯影响员工行为的机制理解。本书探讨了顾客侵犯影响员工认知、情绪、生理健康的神经基础，为理解顾客侵犯行为与员工健康之间的作用机制提供了很好的客观证据。

第四，本书深入探究员工身心健康的保护机制。本书从个体生理层面和组织层面，分别探讨了员工生理健康和心理健康的保护机制，为促进员工身心健康奠定了扎实基础。

（二）实践意义

本书的实践意义包括以下三个层面。

个人层面上，本书提出了促进个体健康的新路径。服务组织为了在激烈的竞争中取胜，一直要求员工遵循“顾客是上帝”的理念，但是“顾客并不一定总是对的”（Baranik et al.，2017）。员工应意识到顾客不良互动对自己健康造成的影响，及时进行调试，以促进个体心理健康。同时，个体独有的生理健康保护机制也值得关注，以促进个体生理健康。

企业层面上，本书为提高员工健康水平提供了切实可行的操作指南。企业必须意识到应对顾客侵犯行为的重要性。服务企业普遍存在的顾客侵犯行为引发了员工工作退缩（员工的迟到、缺勤）、职位退缩（离职）和服务质量降低等诸多问题，已经成为阻碍企业发展的“瓶颈”。顾客侵犯行为对员工健康造成极大的影响，为此，企业必须采取措施，充分利用组织支持的保护作用，制定相应的规章制度，以帮助员工更好地应对顾客侵犯。

政府层面上，本书为制定有利于员工健康的政策提供了证据支持。员工的工作压力和健康问题，不仅是企业问题，更是社会问题。本书通过探究顾客侵权行为对员工健康的影响机制及各种保护机制，为政府和企业制定应对的政策和制度提供建议，有利于服务业员工个体的健康发展，有利于服务业健康良性发展，有利于构建和谐社会。

第二节 研究框架

一、研究思路

本书主要探讨酒店服务业顾客与员工互动对员工身心健康的影响及保护机制，其中，顾客与员工互动过程中员工面临的最主要也是最常见的压力源是顾客侵犯。为此，本书采取顾客侵犯作为研究自变量，深入剖析顾客侵犯对员工行为健康、认知健康、情绪健康和生理健康的影响，并进一步探究员工健康的保护机制。本书研究思路如图 1.1 所示。

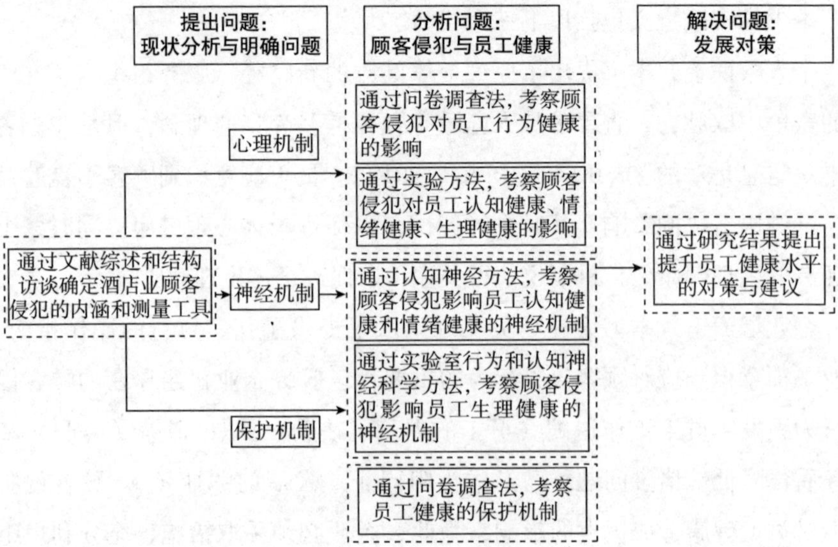

图 1.1　本书研究思路

（一）提出问题

首先，根据我国服务企业发展现状与健康中国发展的需要，通过对酒店服务企业实践发展过程中员工健康问题和顾客侵犯问题的初步关注，结合相应文献梳理与综述，提出与细化本书所要研究和解决的问题。其次，在第二章中，系统阐述了顾客侵犯的概念和测量、顾客侵犯对员工认知功能的影响、顾客侵犯对员工情绪的影响、顾客侵犯对员工行为和生理健康的影响、顾客侵犯的诱发因素以及顾客侵犯不良影响的改善措施，并提出了可能的理论研究框架。最后，通过结构化和半结构化访谈提纲，访谈服务业员工，明确顾客侵犯行为的内涵，形成测量工具以及实验室操作材料。通过预实验，确定了本书实验研究中诱发酒店业顾客侵犯的材料，通过呈现顾客侵犯录音材料，对顾客侵犯组和控制组进行实验操纵。

（二）分析问题

本书主要通过以下路径探究顾客侵犯对员工健康的影响：①通过问卷调查法考察顾客侵犯对员工行为健康的影响，将员工行为细分为员工偏离行为和顾客导向行为，并进一步探讨了情绪调节的作用。②通过实验方法考察顾客侵犯对员工认知健康、情绪健康和生理健康的影响，主要考察顾客侵犯对注意功能、记忆、负性情绪和惊反射的影响。③通过认知神经方法考察顾客侵犯影响员工认知健康和情绪健康的神经机制，主要考察与情绪相关的 N170 成分和与注意相关的 P2 成分。④通过实验室行为和认知神经方法，考察顾客侵犯影响员工生理健康的神经机制，主要考察了特征选择性注意影响前脉冲抑制的 N1 成分。⑤通过问卷调查法考察员工健康的保护机制。

（三）解决问题

本书结合研究结果提出对策建议，旨在为相关企业和政府部门决策提供参考。主要包括：①顾客侵犯不仅影响员工工作表现，还会对员工认知功能和情绪造成不良影响，并引起大脑功能的变化，严重影响服务业员工的身心健康。因此，必须从思想上重视顾客侵犯对员工的不良影响，在社会、组织和个人层面达成共识，对顾客侵犯事件不能听之任之，应积极干预，减少顾客侵犯事件的发生。②多种策略可以减轻顾客侵犯的消极影响，例如，本书发现情绪调节策略对顾客侵犯不利影响有缓冲作用，因此，可以针对服务业员工开展情绪调节系列培训，尽量减少顾客侵犯对员工身心健康的不良影响。同时，本书发现了前脉冲抑制的保护机制以及组织因素的保护机制。未来可以进一步利用情绪调节策略、前脉冲抑制机制和组织支持等因素，全方位促进员工的身心健康。③政策层面上，可以出台相关规定，尽量减少甚至杜绝顾客侵犯事件的发生，全方位保护服务业员工的身心健康。

二、研究内容

本书主要探讨酒店服务业顾客侵犯对员工身心健康的影响及保护机制，本书的主要内容分为以下几部分。

第一部分，即第一章“总论”。此部分属于问题导入部分，内容包括三小部分：首先，介绍了本书的研究背景，即“健康中国”战略背景下员工健康的重要性，顾客侵犯对服务业员工健康的影响，以及本书选择酒店服务业作为研究情境的典型性，随后介绍了研究意义，分为理论意义和实践意义。其次，阐述了本书的研究思路和研究内容，说明了研究框架。最后，阐述了本书的研究方法。

第二部分，即第二章“文献综述”。此部分为文献研究基础部分，首先，介绍了顾客侵犯的概念，将顾客侵犯与顾客欺凌行为、顾客不文明行为、顾客不当行为等容易混淆的概念加以区分，进而介绍了顾客侵犯的测量工具。其次，介绍了顾客侵犯造成的不良影响，包括顾客侵犯对员工认知功能的影响、顾客侵犯对员工情绪的影响、顾客侵犯对员工行为和生理健康的影响。最后，介绍了顾客侵犯的诱发因素以及顾客侵犯不良影响的改善措施。本部分内容为开展研究提供了重要的文献支撑。

第三部分，可以概括为顾客侵犯对员工身心健康的影响，包括第三章“顾客侵犯对员工行为健康的影响”、第四章“顾客侵犯对员工认知健康的影响”，以及第五章“顾客侵犯对员工情绪和生理健康的影响”。第三章通过问卷调查法，探讨了顾客侵犯对酒店业员工的消极组织行为（员工偏离行为）和积极组织行为（顾客导向行为）的影响，进一步研究了负性情绪在其中的中介作用及积极情感和情绪调节策略的调节作用。第四章采用实验研究方法，考察了顾客侵犯对员工注意功能的影响，包括注意执行控制功能（Stroop 色词测试）、注意广度（Navon 字母测试）、注意网络功能（ANT），同时考察了顾客侵犯对员工记忆功能的影响。第五章采用实验研究方法，考察了顾客侵犯对员工负性情绪和生理性惊反射的影响。本部分内容主要通过问卷调查法、行为实验法考察了顾客侵犯对员工行为健康、认知健康、情绪健康和生理健康的影响。

第四部分，可以概括为顾客侵犯影响员工健康的神经机制，包括第六章“顾客侵犯影响员工认知和情绪健康的神经机制”以及第七章“顾客侵犯影响员工生理健康的神经机制”。第六章采用脑电 EEG 研究，考察了顾客侵犯组（实验组）和控制组（对照组）的被试看到国际情绪图片库中的情绪图片（积极情绪图片、消极情绪图片、中性情绪图片）产生的脑电波反应。研究发现，实验组相较于对照组，对负性情绪图片的注意反应更强，表现为 N170 成分的波幅更大。同时，顾客侵犯组对负性情绪图片的情绪体验更快，表现为 P2 成分和 LPP 成分的潜伏期更短。本部分脑电实验结果揭示了顾客侵犯影响员工的情绪功能和注意功能的神经机制，顾客侵犯主要影响员工的负性情绪注意 N170 成分以及与情绪体验相关的 P2 成分和 LPP 成分。研究结果显示，顾客侵犯使被试对负性情绪图片的注意更快，反应更强烈，进而影响了被试的短时注意功能和情绪反应，从而可能影响被试的长期身心健康。第七章考察了顾客侵犯影响员工生理健康的神经机制。顾客侵犯引起员工生理性的惊反射增强，是一种原始性防御反射活动。为了适应复杂的环境，人具有一种抑制惊反射的前脉冲抑制功能，可以有效抑制惊反射。本部分使用行为学和 EEG 脑电研究方法，探讨了注意对前脉冲抑制的调节作用及其神经机制，本部分开发了一种新的注意调节前脉冲抑制测量范式，并发现特征性注意可以选择性地增强大脑早期皮层反应 N1 成分，进而增强惊反射的前脉冲抑制，从神经机制层面解释了顾客侵犯影响员工生理健康的神经机制。

第五部分，可以概括为员工身心健康的保护机制。第八章主要探讨组织因素对员工心理健康的保护作用。该章通过问卷调查法，考察了酒店企业员工心理健康水平，以及组织支持对心理健康的保护作用。同时，考察了个人—组织匹配的中介作用和工作年限的调节作用。研究发现，组织支持和个人—组织匹配可以从组织层面保护酒店业员工的心理健康，工作年限在组织支持和员工心理健康之间可以起到调节作用。

第六部分，即第九章“总结和展望”。本部分简明扼要地回顾了本书的研究内容，总结了主要结论，并结合中国酒店服务业员工健康的实践问题，提出了相应的对策和建议。

第三节　研究方法

本书以酒店业员工为研究对象，系统研究顾客侵犯对员工健康的影响和保护机制。围绕上述核心问题，采用了问卷调查法、行为实验法、认知神经方法（脑电实验研究）等。

一、问卷调查法

问卷调查法是旅游行为领域研究最常用的研究方法，本书针对顾客侵犯对员工行为的影响，采用基于问卷调查的定量研究方法，为综合理解顾客侵犯对员工工作表现的影响提供了重要的实证支持。相对来说，问卷调查法是应用最广的旅游消费行为研究方法，尤其是在移动互联网飞速发展的今天，研究者可以使用问卷调查法在短时间内收集大量数据。不过，问卷调查法存在社会赞许性影响，被试的口头报告数据可能无法反映其真实想法。同时，问卷调查法只能探讨自变量和因变量之间的相关关系，无法探讨其因果关系。相应地，更多的研究方法被应用在旅游消费行为研究中。

二、行为实验法

随着研究的深入，不少学者通过实验的方法研究游客行为，常用的实验方法包括行为实验法和认知神经实验方法。实验研究通过高度控制研究变量来确立变量之间的因果关系，并检验各种处理在实际情境中的效果。当合理使用操纵、保持条件恒定和平衡等控制技术时，实验是发现因果关系的理想方法。随机组实验设计通过随机分配程序在实验开始时形成比较组，并让不同被试组接受同一自变量不同水平的处理，从而能够在操纵自变量不同水平的条件下平衡（或平均）被试特征和个体差异（包括时间相关因素的影响），进而得出自变量对因变量产生影响的因果推论。然而，由于不同被试之间原本存在差异，将不同被试随机分配到自变量的不同条件下会导致潜在的混淆，于是随机组设计可以通过平衡自变量各条件下的额外变量来提高内部效度。额外变量能否通过平衡或者保持条件恒定得到控制，关系到实验的外部效度和灵敏度。本书主要通过行为实验法考察顾客侵犯对员工认知功能、记忆、情绪、生理健康的影响，其中重点关注对注意功能、记忆功能和负性情绪的影响。

三、认知神经方法——脑电实验研究

随着神经生理学测量工具的进步，神经科学方法凭借多学科交叉的优势，使用更加客观真实的神经生理学数据，搭建起识别旅游者潜在的情绪、认知与行为之间关系的框架，成为揭示旅游者心理活动“黑箱”、推动旅游领域复杂因果关系研究、拓展旅游领域理论发展、构建旅游领域新范式的有效工具。

脑电图（Electroencephalography，EEG）是1875年Richard Caton等在暴露的家兔大脑皮质表面发现的。1924年，Hans Berger首次在颅骨损伤患者大脑皮质和正常人头皮上记录到EEG。1929年，Hans Berger首先发表头皮记录的EEG论文，并报告心算可引起EEG的alpha节律减少。截至目前，EEG技术已经在神经科学和认知神经科学研究中被广泛应用了50余年（Sawyer，2011），并在近些年被逐渐应用在管理学研究中。神经科学和管理学的跨学科领域相继出现，如神经经济学（Rushworth and Walton，2009）、神经营销学（Plassmann et al.，2015）、神经管理学（Opris et al.，2020）。上述跨学科领域丰富了对消费者、领导者、员工行为的理解。

大脑由1000亿～1500亿个神经元（neuron）组成，一个神经元由许多短的树突和一个长的轴突组成。神经元通过树突接收信号，将这些信号汇总并传递到轴突，然后通过轴突将信号传递给其他神经元（Sawyer，2011）。每个神经元都连接着1000～10000个神经元，这些连接被称为突触。突触中充满了神经递质，如五羟色胺（5－HT）、催产素和多巴胺（Koc and Boz，2014），这些神经递质通过神经元的不断放电从一个神经元的轴突经突触发送到另一个神经元的树突。EEG一般由头皮表面电极记录得到。例如，当看到优美的目的地图片时，视觉系统的神经元会更快地放电，进而产生更高的电压，这可能会被EEG设备捕捉到。简单来说，脑电信号是通过头皮表面电极记录到的头皮附近细胞的电流信号。

本书创造性地通过脑电实验方法考察顾客侵犯影响员工情绪功能和注意功能的神经机制，主要考察与情绪相关的N170成分和与注意相关的P2成分。同时，通过认知神经方法，考察顾客侵犯引发的生理反应——惊反射及其前脉冲抑制的生理保护机制。

总体来说，本书采用了问卷调查法、行为实验法、认知神经方法——脑电实验研究等方法，系统研究顾客侵犯对员工健康的影响和保护机制（见表1.1）。

表1.1 本书研究目的和研究方法说明

章节	具体研究	研究目的	研究方法
第三章 顾客侵犯对员工行为健康的影响	研究1	顾客侵犯材料的有效性	通过员工访谈和已有文献，编制实验材料，通过行为实验法，考察顾客侵犯材料的有效性
	研究2	顾客侵犯对员工行为健康的影响	通过问卷调查法，考察顾客侵犯对酒店业员工的消极组织行为（员工偏离行为）和积极组织行为（顾客导向行为）的影响，以及负性情绪在其中的中介作用，积极情感和情绪调节策略的调节作用
第四章 顾客侵犯对员工认知健康的影响	研究3	顾客侵犯对被试注意执行控制功能的影响	通过行为实验，使用Stroop色词测试考察顾客侵犯对被试注意执行控制功能的影响
		顾客侵犯对被试注意广度的影响	通过行为实验，使用Navon字母测试考察顾客侵犯对被试注意广度的影响
		顾客侵犯对被试注意网络功能的影响	通过行为实验，使用ANT考察顾客侵犯对被试注意网络功能的影响
		顾客侵犯对被试记忆功能的影响	通过行为实验，考察顾客侵犯对被试记忆功能的影响
第五章 顾客侵犯对员工情绪和生理健康的影响	研究4	顾客侵犯对员工情绪和生理惊反射影响	通过行为实验，考察顾客侵犯对员工负性情绪和生理性惊反射、前脉冲抑制的影响
第六章 顾客侵犯影响员工认知和情绪健康的神经机制	研究5	顾客侵犯影响员工认知和情绪健康的神经机制	通过脑电实验，研究顾客侵犯对被试看到负性情绪图片时注意和情绪相关脑成分的影响
第七章 顾客侵犯影响员工生理健康的神经机制	研究6	顾客侵犯引起的惊反射及前脉冲抑制的神经机制	通过行为实验和脑电实验，探讨了注意对惊反射的前脉冲抑制调节作用及其神经机制
第八章 酒店业员工健康的保护机制	研究7	组织支持、个人—组织匹配对员工抑郁的影响	从个体和组织层面，通过问卷调查法，考察酒店企业员工心理健康水平，以及组织支持、个体—组织匹配等因素对心理健康的保护作用

资料来源：笔者绘制。

第二章

文献综述

目前，服务企业间的竞争日益加剧，绝大多数服务企业是情感密集型企业，实行关系型服务（Rafaeli et al.，2012；Wang et al.，2011，2013；占小军等，2017）。在关系型服务中，服务组织为了在激烈的竞争中取胜，一直遵循“顾客第一”“顾客是上帝”的理念，但“顾客并不一定总是对的”，在服务业员工的日常工作中，顾客的不友好行为或者侵犯现象日益严重（Grandey et al.，2004；Rafaeli et al.，2012；Wang et al.，2011，2013），大到医患冲突中就诊消费者的杀医行为，小到顾客对服务从业人员的言语不礼貌行为。越来越多的研究表明，顾客在与员工的互动中存在阴暗面，即员工可能成为顾客侵犯的目标（Rafaeli et al.，2012）。Grandey等（2004）报告，呼叫中心的员工遭受顾客侵犯的频率高达10次/天。这些顾客侵犯行为被认为是服务业员工面对的最主要的压力源。同时，随着网络技术的发展，消费者创造了大量的网络评论，这些评论成为企业考核员工绩效的重要标准。为了减少负面评论，企业要求员工即使遭受顾客侵犯也应保持谦卑的态度和行为（Yagil，2008），这在一定程度上助长了顾客侵犯行为的产生和扩大。

国内外研究者已经开始关注顾客侵犯行为对服务业员工造成的严重后果。国外学者最初关注顾客侵犯行为对员工工作表现（如离职意向、消极怠工行为等）和心理健康（如员工的主观幸福感、工作满意度等）的影响。研究发现，顾客侵犯导致员工工作倦怠加剧（Karatepe，2011a）、离职意向增强（Karatepe et al.，2009）、消极怠工行为的发生和工作满意度下降（Skarlicki et al.，2008；Wang et al.，2013）。最新的心理学研究认为，认知功能的缺损（如注意、记忆功能的障碍）往往早于心理和行为问题的出现，且认知功能缺损和情绪障碍可能直接导致严重的行为后果。之后少数学者开始探讨顾客侵犯对服务业员工的情绪和认知功能的影响，如Rafaeli等（2012）研究发现，顾客侵犯行为会快速损伤服务业员工的记忆功能，进而对其工作表现和身心健康产生长期影响。国内外研究者对顾客侵犯进行了研究，如Rose和Neidermeyer（1999）总结了顾客侵犯的前因和后果，占小军（2015）对顾客侵犯行为的概念、测量、形成与作用机制进行了综述，刘汝萍等（2010）对顾客不当行为研究进行了回顾。虽然研究者对顾客侵犯这一主题进行了回顾，但相关文献时间较早，且主要关注了顾客侵犯的形成原因，没有对顾客侵犯行为的后果进行系统梳理，也未涉及顾客侵犯影响员工的心理机制，即顾客侵犯如何影响员工短期认知和情绪功能。只有充分了解顾客侵犯的后果及其心理机制，才有可能提出针对性的措施，减弱顾客侵犯造成的不良后果。

鉴于此，本章回顾了国内外顾客侵犯行为后果的相关研究，从认知功能的变化视角出发，首先，对顾客侵犯行为的内涵和测量方式进行阐述，接着探讨了顾客侵犯行为对服务业员工的认知功能和情绪的影响，包括注意、记忆、问题解决能力和创造力等认知功能变化，以及情绪耗竭、负性情绪体验等情绪变化。其次，本章探讨了顾客侵犯对员工工作表现、企业、同属顾客和员工生理健康的影响，对诱发顾客侵犯的因素进行了分析。最后，本章总结了文化、正念干预、情绪调节等措施对顾客侵犯不良后果的改善作用。本章的综述内容对探究“健康中国”战略背景下顾客侵犯影响员工认知功能和健康水平起到了承前启后的作用。

第一节　顾客侵犯的概念和测量

一、顾客侵犯的概念内涵

在国内外学术界，顾客侵犯行为（customer aggression）被学者赋予了不同的名称，又因为英译中而产生了较多的名词，如顾客不当行为（customer misbehavior）（刘汝萍等，2010）、功能障碍型/功能失常型顾客行为（dysfunctional customer behavior）（Harris and Reynolds，2003；Yi and Gong，2008）、顾客异常行为（aberrant customer behavior）（Fullerton and Punj，1993）、顾客不公平行为［customer（in）justice］（Rupp et al.，2008）、顾客粗暴或欺凌行为（customer mistreatment）（Skarlicki et al.，2008；占小军，2015）、顾客不文明行为（customer incivility）（Sliter et al.，2010）、顾客侵犯行为（customer aggression）（李晓艳、周二华，2012）。Tepper 和

Henle（2011）指出，对顾客侵犯行为有多种描述，尽管学者使用不同的术语（如侵犯行为、偏差行为、破坏行为）表示不同的构念，但是对这些构念的可操作性测量缺乏区分。因此，应该加强对上述构念的可操作性定义研究，确保测量构念的效度。由于名称的多样，其概念也随之各异，具体信息见表 2. 1。

表 2. 1　顾客侵犯行为的内涵

名称	内涵	研究者
顾客不当行为	违反消费情境中可接受的行为规范，并且破坏消费秩序的顾客行为，如拥挤、喧哗、随处弃物、违背习俗礼仪、顺手牵羊等	刘汝萍等，2010
功能障碍型/功能失常型顾客行为	以无意或有意的、秘密或公开的方式，在一定程度上阻碍服务接触功能的行为	Harris and Reynolds，2003；Yi and Gong，2008
顾客异常行为	违反消费情境中大部分消费者所遵从的行为规范，破坏正常消费秩序，并因此在商家和绝大多数顾客中声名狼藉的顾客不友好行为	Fullerton and Punj，1993
顾客不公平行为	服务人员在服务传递过程中所感知到的不尊重、贬低的顾客行为	Rupp et al.，2008
顾客粗暴行为	在服务交互过程中，员工感知到顾客表现的对其不尊重、贬损的行为	Skarlicki et al.，2008
顾客欺凌行为	在顾客和员工的服务交付过程中的低质量的人际对待以及冲突，如言语的辱骂、不尊重、不公平的要求等	占小军，2015
顾客不文明行为	员工感知到的来自顾客的伤害意图模糊、违背相互尊重及谦恭社会规范的低强度偏差行为	Sliter et al.，2010
顾客侵犯行为	由于顾客对服务提供者不尊重、贬低、做出不合理或侵犯性行为引起服务提供者的心理不适和造成伤害等	李晓艳、周二华，2012

资料来源：笔者绘制。

本书采取李晓艳和周二华（2012）对顾客侵犯行为的定义：顾客侵犯行为，是指由于顾客对服务提供者不尊重、贬低、做出不合理或侵犯性行为引起服务提供者的心理不适和造成伤害等。

二、顾客侵犯的测量和维度

顾客侵犯的测量主要采用访谈法、实验法、问卷调查法等来获得数据。例如，谢礼珊等（2011）、张婧（2012）运用事件访谈技术对顾客侵犯行为进行定性研究，获得了顾客侵犯行为的关键事件。在实验研究中，Rupp和Spencer（2006）以在校大学生为被试，模拟呼叫服务中心情景，要求被试回答在服务过程中受到顾客侵犯的程度；Dallimore等（2007）则利用录像来分析实验中侵犯性的顾客如何向员工传递诸如愤怒、抱怨等情绪；Rafaeli等（2012）通过向被试播放呼叫中心真实的顾客侵犯录音，研究听到顾客侵犯录音后对被试认知功能的影响。

此外，大多数研究者应用问卷调查法对顾客侵犯行为进行测量，不过研究者对于顾客侵犯行为测量量表的维度划分尚未达成一致意见。Skarlicki等（2008）以及Shao和Skarlicki（2014）认为顾客侵犯是一个单维度的构念。顾客侵犯，是指在服务交互过程中，顾客违反道德和社会规范，以一种不尊重或贬低他人的方式对待员工。Madupalli和Poddar（2014）将顾客侵犯划分为顾客虐待行为和顾客不合理要求行为两个维度。顾客虐待行为，是指顾客使用辱骂性语言指责员工，并将公司政策归咎于员工个人的行为；顾客不合理要求行为，是指顾客无故要求与主管交谈，多次要求特殊折扣，要求员工违反公司政策的行为。Wang等（2011）将顾客侵犯分为侵犯欺凌（aggressive mistreatment）和需求欺凌（demanding mistreatment）。侵犯欺凌，是指当顾客情绪不佳（如愤怒、内疚、沮丧）时，对员工表现出不公正的行为；需求欺凌，是指顾客过度需求员工为其工作来达到自我调节的一种行为。

总之，顾客侵犯行为作为管理学的最新研究热点，目前研究方法多样，对顾客侵犯行为的构念认识尚不统一，有待未来研究的进一步考察和验证。相对于问卷调查法，实验法操作更简便，可控性及可重复性更强，是未来研究顾客侵犯的更优方法。

第二节 顾客侵犯对员工认知功能的影响

一、顾客侵犯对员工注意的影响

目前，应激对认知和情绪的影响已经得到了生理心理学和认知神经科学的广泛研究（Olver et al.，2015；Jonsdottir et al.，2017）。例如，大量研究发现，应激损害注意和执行控制功能，可能是由于应激降低了额顶叶网络功能（Shermohammed et al.，2017）。顾客侵犯行为作为服务业员工面对的最重要的应激源（Kern and Grandey，2009），对服务业员工的注意功能会产生重要影响。

认知反刍理论（cognitive rumination theory）认为，反刍是一种认知策略，是个体将注意力（attention）聚焦于自己的负性情绪状态的认知或者行为过程，反刍使得个体长时间思考当时的情绪状态、产生情绪状态的原因和后果，而不是积极地思索解决问题的办法，是一种适应不良的思维方式，也是一种比较稳定的人格特质。以往的研究证明认知反刍的负面影响主要是认知偏差，如记忆和注意功能的偏差，即注意力过多集中于负面信息。Wang 等（2013）针对 149 名呼叫中心员工 1189 份调查问卷的研究发现，服务业员工白天感知到的顾客侵犯越多，晚上对负面信息的反刍越多，导致第二天白天员工体验到更高水平的负性情绪。组织支持感可以减弱顾客侵犯行为导致的认知反刍，而服务规则承诺则强化顾客侵犯行为和认知反刍之间的关系。Baranik 等（2017）的研究进一步证实，顾客侵犯会引起服务业员工的认知反刍，进而引起工作绩效下降、消极怠工行为、主观幸福感下降和情绪耗竭。可以看出，顾客侵犯行为会引起服务业员工过多地将注意力集中于负面信息，引起注意的偏差，从而导致工作表现和心理健康受到影响。未来的研究可以进一步通过注意行为测量、眼动技术等实验手段考察顾客侵犯行为对注意功能的影响。

二、顾客侵犯对员工记忆的影响

有学者考察了顾客侵犯行为对员工记忆功能的影响，发现顾客侵犯行为会使员工的记忆功能受损，进而降低对客服务质量（Rafaeli et al.，2012）。Rafaeli 等（2012）采取四个实验研究，发现顾客的言语侵犯会降低员工对顾客要求的回忆能力。进一步的研究发现，顾客的言语侵犯会损害员工的再认记忆和工作记忆，进而降低服务业员工的对客服务质量。以上结果显示，即使服务业员工受到顾客的轻微侵犯，也会对其认知功能产生即时影响，进而降低其工作表现。

三、顾客侵犯对员工问题解决能力和创造力的影响

顾客侵犯行为会影响服务业员工的问题解决能力、创造力等。Hur 等（2021）发现顾客侵犯对员工造成认知干扰，直接影响员工的创造力。同样，Miron－Spektor 等（2011）发现顾客侵犯损害员工的创造力和问题解决能力。Goldberg 和 Grandey（2007）也发现顾客侵犯会提高服务业员工处理客户要求的错误率。

综上所述，顾客侵犯行为会引起服务业员工注意缺损，将过多的注意力集中于负面信息，造成注意的偏差，从而导致工作表现和心理健康受到影响。顾客侵犯会损害员工的再认记忆和工作记忆，进而降低员工的对客服务质量。同时，顾客侵犯行为也会损害员工的问题解决能力和创造力。不过，目前对顾客侵犯影响服务业员工认知功能和情绪的研究仍在起步阶段，国外相关研究正在逐渐展开，国内尚缺乏系统的研究。未来的研究可以进一步拓展对注意、记忆、创造力等认知功能的行为测量，并加入现代认知神经科学的研究手段，如眼动技术、脑电技术、多导电生理技术等考察顾客侵犯行为对认知功能的影响。

第三节　顾客侵犯对员工情绪的影响

一、顾客侵犯引起情绪耗竭

目前，已有研究考察了顾客侵犯对服务业员工情绪耗竭的影响。Karatepe 等（2009）对酒店业的研究发现，顾客言语上的侵犯会加快一线服务人员的情感耗竭，我国学者李晓艳和周二华（2012）、李永鑫和庞云飞（2014）也得出了相似的结论。李晓艳和周二华（2012）发现顾客言语侵犯会增加客服人员情绪劳动，大量损耗其个体资源。李永鑫和庞云飞（2014）通过实证研究指出当员工受到顾客攻击时，需要大量消耗自己的心理与情绪资源，来完成自己规定内的职责，进而加剧情绪耗竭程度。Van Jaarsveld 等（2010）研究发现，服务业员工感知到的顾客不文明行为会影响员工的工作表现和情绪耗竭，进而产生针对顾客的不文明行为。Grandey 等（2004）发现客服遭受到的顾客言语侵害频率越高，其压力评估就越高，进而情感耗竭就越严重。从心理资源守恒角度来看，在服务交互过程中顾客侵犯行为打破了员工的资源平衡，为了使自身的行为与组织的服务规则相一致，员工往往采取表层扮演的情绪劳动策略，从而导致员工情绪枯竭和职业倦怠的出现（Grandey et al.，2007）。

二、顾客侵犯引起消极情绪

顾客侵犯行为会导致服务业员工产生消极情绪，进而影响员工的身心健康。Walker 等（2014）研究发现，顾客侵犯行为作为一种社会工作压力会导致员工消极情绪的产生。此外，有研究发现顾客侵犯行为作为一种重要的交互压力，会损害员工的自尊、降低自我效能感，使员工处于痛苦的状态。Wang 等（2011）考察了顾客侵犯对员工消极怠工行为的影响，发现顾客侵犯行为会造成员工消极怠工，员工的负性情绪会强化二者之间的关系，而情绪调节的自我效能感会弱化顾客侵犯行为对员工消极怠工的影响。Zhan 等（2014）的研究也发现，顾客侵犯会引起员工的负性情绪，而员工的情绪调节（如反刍思维和社交分享）则会调节二者之间的关系。顾客不当行为也会降低员工的主观幸福感（Baranik et al.，2017）。少量的研究发现，顾客侵犯会给员工带来身体的伤害，如员工出现失眠、肠胃不适及疲劳等身体问题（Fisk et al.，2010）。Harris 和 Reynolds（2003）发现顾客侵犯行为对员工的身心影响主要有长期的心理阴影（如失眠导致的暴躁）、短期的负性情绪（如焦虑不安、挫败感）和物理影响（如身体受伤）。

总体而言，目前的研究一致发现顾客侵犯会引起员工负性情绪的产生，加重员工情绪耗竭的程度。未来的研究可以进一步考察顾客侵犯引起的情绪改变与认知改变的交互作用，以及情绪改变在顾客侵犯与员工工作表现、身心健康之间的中介作用。

第四节　顾客侵犯对员工行为和生理健康的影响

服务消费情境中顾客并不作为个体单独存在，而是彼此互相关联、交互影响的。顾客侵犯行为除了影响一线服务业员工的认知和情绪，还会影响其工作表现和生理健康，对企业和同属顾客造成影响。

一、顾客侵犯对员工工作表现的影响

顾客侵犯行为会造成员工工作绩效的降低。例如，有研究发现顾客侵犯行为会导致员工消极怠工（Skarlicki et al.，2008），且二者之间的关系受到道德认同的调节影响。顾客侵犯行为可能会导致员工感受到不利的工作条件，使员工认为组织并未关注他们的福利而谴责组织，进而削弱员工的组织支持感（Rhoades and Eisenberger，2002），甚至员工如果带着消极情绪来处理相关事件会产生职业厌恶感，最后导致出现自我疏离的倾向。占小军（2017）从道德认知视角探讨顾客侵犯对员工服务破坏行为的作用机制，结果表明顾客不文明行为显著正向影响员工服务破坏行为，道德推

脱起中介作用；破坏行为被认为是员工感知到不文明行为后所产生的报复行为（Ambrose et al.，2002）。此外，顾客侵犯行为负向影响员工的服务绩效（Sliter et al.，2011），提高了员工为顾客服务的差错率（Goldberg and Grandey，2007）。

顾客侵犯不仅会对员工行为产生消极影响，也会产生一定的积极影响。Kovach（2002）的研究表明，在某些特定情况下顾客侵犯会对服务业员工产生正面影响，如当某个员工遭到顾客不当行为羞辱时，企业中其他员工可能会对他表示同情并提供帮助，且能促进员工建言。Panda（2014）提出顾客逆向行为在一定程度上有利于提高顾客保留率、减少负面口碑的消极影响和改善底线性能。

二、顾客侵犯对企业的影响

顾客侵犯行为会直接影响企业的经营，包括成本的增加、形象的破坏和顾客满意度的下降等（Harris and Reynolds，2004；Fisk et al.，2010）。例如，研究者采用关键事件法研究了服务企业受到顾客侵犯的直接影响，发现企业会承担法律诉讼、财产损失、医疗保险等方面的直接成本，且顾客侵犯行为会负面影响员工的工作满意度，导致更高的员工流动率，增加服务企业的员工保留、招聘、上岗和培训的费用从而增加企业人力成本，即员工的流动率会显著影响企业的管理成本（Fisk et al.，2010）。从长期来看，顾客侵犯行为的产生会缩小企业的品牌效应，破坏企业的声誉和形象（Harris and Reynolds，2004）。Wirtz 和 Mattila（2004）在服务失误领域验证了当顾客将失误归因于服务企业时，顾客负面口碑的发生概率会显著增大，且 Sliter 等（2010）指出，在与不文明顾客的交互过程中，为尽快结束不愉快的服务接触，员工没有动力去提升服务质量，而糟糕的服务质量则会降低顾客满意度及忠诚度。此外，有研究显示员工会对侵犯的顾客产生报复行为，如故意激怒顾客、故意拖延顾客的消费时间等，此类报复行为会进一步降低顾客再购意向及组织利润。

三、顾客侵犯对同属顾客的影响

侵犯行为不仅影响着受害者（服务业员工）和实施者（顾客），还会对在场的第三方（third parties）造成影响。有研究指出，顾客侵犯行为会影响同属顾客对服务环境的评价，进而影响同属顾客的满意度和忠诚度。同属顾客的不满会产生多米诺骨牌效应，如目睹其他顾客不当行为后产生效仿行为（Schneider and Bowen，1993；Harris and Reynolds，2003），可能会用报复行为来表达对企业的不满，这样会破坏消费氛围，破坏顾客忠诚，导致顾客流失。

面对顾客侵犯，同属顾客可能会有不同的反应。费显政和肖胜男（2013）考察了同属顾客对顾客不当行为的反应类型，将其分为助纣为虐（利益驱动型、情感驱动型）、随波逐流（立竿见影型、潜移默化型）、袖手旁观（责备型、谅解型）、见义勇为（一线员工主导型、同属顾客主导型）、舍己助人（情有可原型、息事宁人型）五大类。Skarlicki 和 Rupp（2010）研究了第三方面对顾客侵犯行为时的双通路加工模型，发现经理作为第三方发现顾客侵犯行为时，理性推理框架下引发的报复行为更少，而经验推理框架下引发的报复行为更多。

顾客侵犯除了对他人产生影响，还会对顾客自身及社会产生不利的影响。Fullerton 和 Punj（1993）认为顾客侵犯行为的产生一方面导致顾客货币成本的流失，另一方面将增加顾客的时间成本、精神成本、体力成本等。同时，顾客侵犯行为的产生，会影响整个社会对服务产品的消费，损失社会福利。此外，顾客侵犯行为的处理涉及的第三方对象较多，如公安部门、法律部门等，增加了一定的社会成本。

四、顾客侵犯对员工生理健康的影响

侵犯行为不仅影响着员工的行为、心理，还对员工的身体产生影响。Fisk 等（2010）指出，顾客欺凌行为除影响员工工作压力、绩效及满意度之外，还给员工带来身体上的伤害。Boyd（2002）也指出，受到顾客侵犯的员工会出现失眠、肠胃问题及疲劳等身体状况。但是过往研究考察并未单独考察顾客侵犯对员工生理健康的影响，对生理健康的考察也停留在较为简单的层面。

第五节　顾客侵犯的诱发因素

顾客侵犯行为是在顾客与员工或企业组织接触的过程中产生的，所以它的产生可能与外在环境、企业服务和顾客自身等相关，学术界针对上述三个方面分别进行了顾客侵犯行为的产生机制研究。

一、环境因素

物理消费环境是导致顾客侵犯行为发生的重要原因之一（Reynolds and Harris，2009）。服务场景的温度、噪声、整洁程度及同属顾客会对顾客侵犯行为产生不同程度的影响（Rose and Neidermeyer，1999；Grove et al.，2004），如过度拥挤、空气流通性差、不干净、吵闹的环境比舒适的环境更容易激发顾客的攻击性，背景音乐、室内温度以及装潢色彩的恰当选择有助于调节顾客的攻击性倾向。Areni（2003）指出，不同类型的音乐对顾客行为的影响也各不相同，金属音乐正向影响着顾客的侵犯行为，古典音乐则能抚平顾客紊乱、敌意的情绪。Parker 和 Tavassoli（2000）认为服务场景的高温度会通过引发顾客的消极情绪、认知及心理状态影响顾客的侵犯行为。此外，拥挤、通风不良、燥热、噪声大的环境也会增加顾客的压力，提升顾客攻击的可能性（Fullerton and Punj，2004）。邬金涛和江盛达（2011）将欠佳的服务环境分解为空间布局设计不合意性、指示信息模糊性、顾客群不文明程度、周边条件恶劣性四个维度，并揭示后三个维度对顾客侵犯行为强度影响的路径是显著的。此外，同属顾客可能也会对顾客侵犯行为产生一定影响。Huang 和 Wang（2014）通过实证分析证明群体性顾客产生不当行为的概率要高于个体顾客。

二、企业服务因素

产品或服务是顾客消费的主体，故其也是顾客侵犯行为的诱发因素。

顾客实施侵犯行为可能是企业的产品或服务无法满足顾客的要求与期望，顾客感到不满而引起的（Huefner and Hunt，2000）。Fullerton 和 Punj（2004）认为服务业员工态度、服务体验、产品质量等消费环境会影响粗暴行为的发生。当顾客感知到服务质量较差，如服务业员工的技能缺失等时，更容易产生粗暴行为（Bove et al.，2009）。

服务交互过程中顾客与员工的关系也是顾客侵犯行为的一个重要影响因素（Harris，2013）。有研究表明，服务交互过程中顾客的不满意感及不公平感是影响其侵犯行为的主要因素（Fisk et al.，2010）。当顾客认为服务企业可以避免某一失误发生却没有采取相应的控制措施，且失误难以接受时，容易产生较强的报复倾向（范钧、林帆，2014），如破坏服务设施、辱骂服务员工等顾客不当行为（Huefner et al.，2002；Harris and Reynolds，2004；Gregoire and Robert，2006）。Yi 和 Gong（2008）认为导致顾客对一线员工操作不满意的因素之一是顾客对公平性的感知。Keeffe 等（2008）也认为，顾客的侵犯行为源于其感知的服务交互过程的不公平程度，不公平的感知容易引起顾客的侵犯行为。

此外，违背心理契约也会引发顾客的不满情绪，继而引发顾客的不友好行为（陈小桂，2009）。当忠诚的顾客感到被企业辜负，就会通过侵犯行为来报复服务企业，且其报复欲望降低的速度较慢（Grégoire et al.，2009）。我国学者占小军等（2017）也发现心理契约破裂对顾客不文明行为存在显著的正向影响。

三、个体因素

顾客的人口学特征是顾客侵犯行为重要的前因变量，如性别、收入、受教育程度及年龄等（Fullerton and Punj，1993；Chu and Murrmann，2006）。例如，相较于女性顾客，男性顾客更容易产生侵犯行为（Huefner and Hunt，2000；Grandey et al.，2007）；人们的攻击行为随着收入的提高而减少（Hsieh and Pugh，1993），即收入水平与顾客侵犯行为负相关（Daunt and Harris，2011）。但是目前受教育程度对顾客侵犯行为的影响结果不一致，如 Steiner 等（1976）认为，受教育程度能提高人们欺骗的手段和能力，因而受教育程度越高，发生顾客侵犯行为的概率就越高；而 Wang 等（2013）的研究表明，顾客侵犯行为会随着顾客年龄和受教育程度的增加而下降。

此外，员工和顾客的人格特质对侵犯行为有显著的影响（Fullerton and Punj，1993）。Grandey 等（2004）、Yi 和 Gong（2006）的研究均表明，消极情绪特质的员工更容易感知到顾客侵犯行为。Reynolds 和 Harris（2009）及 Daunt 和 Harris（2011）的实证研究均表明，顾客的感觉寻求、攻击倾向、消费者差异化正向影响侵犯行为，自尊则负向影响顾客侵犯行为。Inness 等（2008）发现攻击特质是诱发其攻击行为的主要因素，而愤怒特质产生的影响较小。相对于内控型的顾客，外控型的顾客更容易对员工采取侵犯行为（Perlow and Latham，1993；Harris and Mowen，2001）。同时，Bock 等（2013）认为侵犯行为产生的原因是顾客缺乏道德因素的制约。

第六节　顾客侵犯不良影响的改善措施

顾客侵犯行为对服务业员工的认知功能和情绪均产生严重不良影响，进而影响员工的工作表现和长期的身心健康。一些干预措施，如正念干预可以减弱顾客侵犯行为带来的不良影响。Song 等（2018）发现服务业员工感知到的顾客侵犯会引起工作结束后的负性情绪体验，而正念干预（如亲社会行为的回忆和观点采择行为）会降低服务业员工感知到的顾客侵犯，进而降低员工的负性情绪体验和不恰当的应对反应（如反刍行为和不良购物行为）。这个研究为服务业员工的顾客侵犯行为干预提供了重要的参考。

同时，顾客侵犯行为对员工情绪、认知和行为的影响存在文化差异。在东西方不同的文化背景下，个体会采用不同的情绪表达抑制策略，进而对个体健康产生不同的影响。东方文化强调服从、忍耐、以和为贵，而西方文化则强调自由和自我满足。因此，面对顾客的侵犯行为时，东方文化背景下的员工更倾向于调节自身情绪，而西方文化背景下的员工更倾向于展示自身的真实情绪（Shao and Skarlicki，2011）。Shao 和 Skarlicki

（2011）的研究收集了同一连锁酒店集团的服务员工数据，发现加拿大员工受到顾客侵犯时，更容易产生直接的、主动的、目标明确的反应（如针对侵犯来源顾客的消极怠工），而中国员工受到顾客侵犯时，更容易产生非直接的、被动的、目标泛化的行为反应（如针对一般顾客的组织公民行为减少）。中介效应分析发现个人主义和集体主义介导了上述两种文化群体在面对顾客侵犯时的行为差异。目前，顾客侵犯行为的研究样本多为西方国家，其发现的研究结果是否适用于我国还有待商榷。顾客侵犯影响员工认知和情绪的研究结果可以放在不同文化背景下进一步考察和验证。

最后，一些情绪调节策略可以改善顾客侵犯带来的不良后果。比如，Zhan 等（2014）的研究发现，顾客侵犯会引起员工的负性情绪，而员工的情绪调节策略（如反刍思维和社交分享）则会调节二者之间的关系。合理的反刍思维、更多的社交分享可以减弱顾客侵犯对员工情绪的负面影响。

综上所述，研究者主要关注了正念、文化、情绪调节策略等因素对顾客侵犯不良后果的改善作用。员工个人应合理采用这些干预措施，减弱顾客侵犯对自我认知功能、情绪健康和身心健康的影响，同时企业应进行系统的心理技能培训，进一步提高员工的抗顾客侵犯能力，以减少顾客侵犯严重不良后果的产生。

第七节　总结

通过对顾客侵犯行为产生不良后果的系统回顾和梳理，我们发现已有研究主要围绕顾客侵犯行为对服务业员工的注意、记忆、问题解决能力和创造力、情绪耗竭、情绪体验的影响进行，正念训练、文化、情绪调节策略等可以减弱顾客侵犯对服务业员工的消极影响。尽管以上研究对准确把握并进一步干预顾客侵犯行为、减弱不良影响具有积极意义，但是已有研究仍然存在一定局限，未来还有值得探索和扩展的空间。

第一，考察顾客侵犯行为对不同认知功能的影响。已有研究较多考察顾客侵犯行为对员工认知反刍、再认记忆、回忆记忆、创造力等的影响，而对其他重要的认知功能，如连续性注意、空间注意、决策等的研究尚未开展。顾客侵犯行为造成的严重后果是多种认知功能受损的表现，因此，有必要运用丰富的认知功能行为测量方法，系统研究顾客侵犯行为对多种认知功能的影响。

第二，运用认知神经科学和神经生物学手段，更加客观地考察顾客侵犯对员工认知和情绪造成的影响。随着心理学和认知神经科学技术的发展，更加客观地测量认知和情绪已成为可能。未来的研究可以综合采用反应时、眼动技术、脑电技术、功能性磁共振技术方法，客观考察顾客侵犯引起的不良后果，从而为后续干预措施的提出提供验证依据。

第三，开发干预措施，削弱顾客侵犯的不良影响。以往研究证实，正念、文化、情绪调节策略等干预措施可以减弱顾客侵犯带来的不良影响。不过，对企业和个人来说，尚缺乏更加切实可行、真实有效的干预措施。因此，未来的研究可以进一步考察生理因素和组织因素变量对顾客侵犯行为后果的影响，以期找到更加贴合中国国情的对顾客侵犯不良影响的干预措施。

第三章

顾客侵犯对员工行为健康的影响

第一节　引言

“客人订了699元的套餐却强烈要求坐消费满1299元才可以坐的包间，我耐心地解释，但对方辱骂我并且叫来了经理要求投诉”“客人在网上团购了399元的套餐，到店用餐快吃完时却投诉与图片不符要求全额退款，我尝试解释图片的最终解释权归酒店所有，客人辱骂后愤然离场”“顾客打电话来预订房间，那高高在上、盛气凌人的语气使我很难过……”这些都是酒店服务业从业者在日常工作中的亲身经历。这些事件中顾客对服务提供者不尊重、贬低、采用不合理或侵犯性行为造成服务提供者的不适和使其受到伤害等的行为即为顾客侵犯行为（李晓艳、周二华，2013）。

已有研究主要关注顾客侵犯行为对员工个人的情感和行为反应的影响，如Grandey等（2007）证实了当客服员工在与顾客的电话交流中受到顾客侵犯时，自身就会产生愤怒、沮丧等负性情绪，进而形成工作压力。顾客侵犯行为显著影响员工的服务绩效（Kim et al.，2014）和离职意愿（Karatepe et al.，2009）等。

关于顾客侵犯对员工行为健康影响的研究目前较少。根据社会交换理论，关系质量建立在双方资源交换的基础之上，遵循互惠规范。其基本逻辑是，如果一方提供好处/坏处，另一方会通过回馈好处/坏处的方式进行报答（林英晖、程垦，2016）。顾客侵犯行为作为一种不公正行为，违反了互惠规范，可能会影响员工的行为健康，如消极的员工偏离行为和积极的顾客导向行为。因此，本书旨在考察顾客侵犯行为对员工偏离行为以及顾客导向行为的影响。

同时，刺激—有机体—反应（SOR）理论解释了个体在外部环境因素的刺激下如何产生行为反应。SOR理论框架包括三部分：刺激、有机体和反应（张德鹏等，2021）。其中，刺激被定义为一种特征、事件或对象；有机体则为情感和认知状态，反映刺激导致的心理加工过程；反应则为个体最终反应，包括心理反应或行为反应。个体接收到刺激后，首先经过心理加工形成稳定的心理状态，进而产生个体反应（张德鹏等，2021）。刘黎和李小军（2013）发现顾客不公平感会引发顾客的负向情感，这种负向情感又会导致顾客的不良行为。本书基于SOR理论，认为顾客侵犯行为作为外部刺激，会引发员工内部的负性情绪，进而影响员工偏离行为和顾客导向行为。因此，本书将探讨负性情绪在顾客侵犯行为与员工组织行为之间的中介作用，以揭示顾客侵犯行为与员工偏离行为、顾客导向行为之间的传导机制。

最后，顾客侵犯行为会对员工造成一系列的负面影响，但其负面影响对不同的员工来说可能存在差异，这意味着在考察顾客侵犯行为对员工的负性情绪以及组织行为的影响时要对其作用机制的边界条件加以考虑。情绪调节和积极情感在个体的情绪和行为管理中发挥着重要作用。因此，本书将进一步探讨情绪调节和积极情感在顾客侵犯行为与员工的负性情绪和组织行为之间的调节作用。

总之，本书基于社会交换理论和SOR理论，运用问卷调查法探究顾客侵犯行为对员工的影响。其贡献主要体现在以下三个方面：一是通过检验顾客侵犯行为对员工的行为反应的影响，拓展了关于顾客侵犯行为的研究；二是提出了负性情绪在顾客侵犯行为与员工偏离行为以及顾客导向行为之间的中介作用，为理解顾客侵犯行为提供了新颖框架；三是探究情绪调节和积极情感的调节作用，进一步发展了对人格特质在顾客侵犯行为与员工负面反应领域之间的作用的研究。

第二节　理论基础与研究假设

一、顾客侵犯、员工偏离行为与顾客导向行为

由于服务业员工与顾客高频率互动和接触的工作性质，服务业的顾客侵犯事件频发。顾客侵犯行为对员工个人和组织都会产生极大的负面影响（Harris and Reynolds，2003）。Harris 和 Reynolds（2003）发现顾客侵犯行

为会对员工的身心产生重要影响，包括长期的心理阴影（如失眠导致的暴躁）、短期的负性情绪（如焦虑不安、挫败感）和物理影响（如身体受伤）。Fisk 等（2010）也发现顾客侵犯会导致员工出现失眠、肠胃不适及疲劳等身体问题，对员工的身心健康构成了严重威胁。李晓艳和周二华（2012）对中国两个移动服务商的 1112 名员工进行了半结构化访谈与问卷调查，实证了顾客侵犯对员工的离职意愿有负向影响。顾客侵犯也会引发反刍，即个体注意力聚焦于自己的负性情绪状态，而不是积极地思索解决办法，消耗个体资源从而影响工作绩效（Baranik et al.，2017）。

顾客侵犯也会影响所属组织的健康发展。例如，顾客侵犯行为会导致同属顾客对服务的不满意（Zhang et al.，2010），引发同属顾客对顾客侵犯行为的模仿，导致顾客侵犯行为的传播与蔓延，对组织健康发展造成严重负面影响（Harris and Reynolds，2003）。同样，顾客侵犯也可能影响员工的组织行为，包括消极组织行为和积极组织行为。员工偏离行为，是指员工表现出的与组织合法利益相违背的行为（Kluemper et al.，2015），由轻到重可以分为工作怠惰、人际恶意和阻挠破坏（姚艳虹、孙芳琦，2018）。其属于“明知故犯”行为，即使员工很清楚地知道某种行为给组织所带来的严重后果，仍然故意表现出这种行为（Yang et al.，2014）。Skarlicki 等（2008）的研究表明，顾客不当行为会引发员工针对顾客的破坏和报复行为。也有部分学者研究了顾客粗暴行为与员工报复/破坏行为之间的关系，结论一致表明遭受顾客粗暴对待的员工很可能会通过故意破坏服务传递过程或报复顾客来发泄心中的愤懑和不满情绪（Hoffman et al.，1995；Wang et al.，2011）。根据社会交换理论（Andersson and Pearson，1999），被欺凌个体即使知道自己针对欺凌源泉的破坏行为违背了某种规范并且有可能受到惩罚，也仍然会选择进行回击和报复。同样，顾客侵犯行为作为一种外部的压力源，员工很有可能会通过破坏和报复等偏离行为来缓和自身的负性情绪，从而对组织造成不利影响。基于以上研究，本书提出以下假设：

H_1：顾客侵犯对员工偏离行为具有显著的正向影响。

与员工偏离行为相对，Bettencourt 等（2001）将顾客导向行为定义为

“员工表现出的对顾客有利的角色外行为，即员工帮助顾客、超出组织要求的顾客导向的行为，包括员工为顾客提供额外的服务、向顾客提供其他解决问题的方法而不计较工作量增加、对顾客表现出真诚的关心等行为”。员工的顾客导向行为有利于提高顾客的满意度和忠诚度，是对组织有利的一种组织公民行为（黎建新等，2016）。同时，纪昕悦（2014）发现顾客虐待会通过影响员工对工作的投入程度进而影响员工的顾客导向行为。文吉和侯平平（2015）的研究结果也表明顾客粗暴行为对员工的组织公民行为具有显著的负向影响。根据社会交换理论，顾客导向行为是员工受恩于组织或顾客时投桃报李的一种回馈行为（Greenleaf，2002）。因此，当员工受到顾客侵犯后，员工认为顾客侵犯行为违背了互惠的道德规范，其便会采取相应的行为惩罚顾客，以减少顾客导向行为。故本书提出以下假设：

H_2：顾客侵犯对顾客导向行为具有显著的负向影响。

二、负性情绪的中介作用

负性情绪为消极的情绪体验，包含生气、沮丧、焦虑等。回顾顾客侵犯相关研究发现，多项研究证实顾客侵犯行为会引发员工的负性情绪（Wang et al.，2013；Lee and Madera，2021）。顾客侵犯使员工感受到负性情绪，并且顾客侵犯行为频率与报告负性情绪程度显著正相关（Wang et al.，2013；Lee and Madera，2021）。同时，对情感事件的评价也会引发负性情绪。例如，杨璟等（2017）在其研究中发现顾客侵犯行为发生时，员工评价此行为违反了社交准则，进而产生了负性情绪，但迫于组织的要求，他们需要耗费资源管理自己的情绪，努力保持积极的情绪状态即产生了情绪耗竭。由此可见，顾客侵犯事件作为负面的情感事件，会引发员工的消极情绪体验，同时对负性情绪此类事件的评价活动会引发负性情绪。基于此，本书提出以下假设：

H_3：顾客侵犯行为会正向影响负性情绪。

根据 SOR 理论，个体受到外部刺激后，会通过心理加工影响个体的情感和认知状态，并最终影响个体的行为反应。路世昌等（2020）的研究表明员工的负性情绪与其反生产行为显著正相关，员工偏离行为的动机反映了发泄、释放或表达愤怒、沮丧负性情绪的需要（Robinson and Bennett，1995）。王宇清等（2012）发现组织不公正感是员工偏离行为的主要影响因素，其中，员工的消极情绪起到中介作用。根据以上研究，本书认为顾客侵犯行为作为一种外部刺激，会通过影响员工的负性情绪体验，最终影响员工的偏离行为。故本书提出以下假设：

H_4：员工的负性情绪显著正向影响员工偏离行为。

H_5：负性情绪在顾客侵犯行为对员工偏离行为的影响中起中介作用。

George（1991）提出积极情绪能够正向预测利他主义和客户服务质量，负性情绪反之。社会心理学的研究也表明，情绪积极的人比情绪消极的人更容易帮助他人（Isen and Baron，1991），也更容易做出保护组织、积极建言等组织公民行为（George and Brief，1992）。可以看出，负性情绪会影响员工的组织公民行为，顾客导向行为作为组织公民行为的一个侧面，也会受到员工负性情绪的影响。据此，本书提出以下假设：

H_6：员工的负性情绪显著负向影响员工的顾客导向行为。

H_7：负性情绪在顾客侵犯对顾客导向行为的影响中起中介作用。

三、情绪调节的调节作用

在服务业中，员工对顾客的态度、情感层面的关切与热情对顾客满意度有着重要的影响。因此，组织要求员工在面对顾客时，管理自己的情绪，保持热情与积极的服务态度，从而提供更好的服务。这种管理并运用情绪的能力被称为情商，情商的概念起源于丹尼尔·戈尔曼，被认为是一种不同于大五人格特质和学术的智力。情商有四个维度：①自我情绪评估；②他人情绪评价；③情感运用；④情绪调节（Salovey and Mayer，1990）。

本书选取的情绪调节，其概念为一个人调节自己的情绪的能力，从而使自己能够更快地从消极状态中恢复，如心理困扰，表现为一个人快速调节负性情绪、从消极状态中恢复的能力（Salovey and Mayer，1990）。贺伟和吴小玥（2022）的研究发现，情绪调节能力强的个体即使面对各种负性情绪也擅于使用情绪调节的各种策略，从而更好地管理情绪、调节情绪。

同理，在遭受顾客侵犯后，情绪调节能力强的员工能够更好地管理自己的负性情绪，减轻顾客侵犯行为对员工负性情绪的影响。据此，本书提出以下假设：

H_8：情绪调节在顾客侵犯对负性情绪的影响中起调节作用。

柴富成和王琪（2014）的研究表明，高情绪智力的员工在工作过程中能够及时、准确地预测自己和他人的情绪，当产生负性情绪后，能够自觉地调节和控制自身的情绪，使自己迅速恢复并且不断激励自己完成工作。刘斌（2016）发现情绪调节能力较弱的员工在面对辱虐管理时更有可能出现反生产行为。在本书中，我们认为与情绪调节能力弱的个体相比，情绪调节能力强的个体在面对顾客侵犯时能够使用各种情绪调节策略来管理和纾解自身的负性情绪，减弱负性情绪对个体所造成的负面影响，积极对待工作，减少员工偏离行为并增加顾客导向行为。基于此，本书提出以下假设：

H_{9a}：情绪调节在负性情绪对员工偏离行为的影响中起调节作用。

H_{9b}：情绪调节在负性情绪对顾客导向行为的影响中起调节作用。

四、积极情感的调节作用

积极情感被认为是稳定和持久的人格维度，通过个体在时间和情景中体验积极情绪的倾向来表达。积极情感的特点是乐观、积极，表现为一个人对生活的积极态度和体验积极情绪的倾向。高积极情感的个体评价自己的心境总是愉快的、开心的、放松的，其在面对压力或应激情景时，仍能体验到积极情绪（Marsland et al.，2006）。因此，本书认为，与低积极情感的员工相比，高积极情感的员工能够更乐观地面对顾客侵犯等负面事件，体验到较少的负性情绪。据此，本书提出以下假设：

H_{10}：积极情感在顾客侵犯对负性情绪的影响中起调节作用。

处于积极情感状态下的个体更可能积极看待周围的环境，更具同理心，更愿意帮助他人，而因为经历批评、反对等事件处于消极情感状态下的个体可能会采取一些对抗性的行为来发泄消极情绪。在组织情境中，处于积极情感状态下的个体更可能会表现出一些有利于组织的角色外行为，因而会有更高的情境绩效；而处于消极情感状态下的个体则更可能表现出一些对抗同事、领导乃至组织的事情（尹鸣、黄鸣鹏，2011）。因此，我们认为高积极情感的个体可能会采取更加积极的方法来应对自己的负性情绪，更强的自控力也能帮助其即使遭受顾客侵犯之后也约束自己不去做出违反组织规定的消极行为；积极的应对方式能够帮助其调节负性情绪，从而减少负性情绪对顾客导向行为的负向影响。基于此，本书提出以下假设：

H_{11a}：积极情感在负性情绪对员工偏离行为的影响中起调节作用。

H_{11b}：积极情感在负性情绪对顾客导向行为的影响中起调节作用。

本章的研究模型如图 3.1 所示。

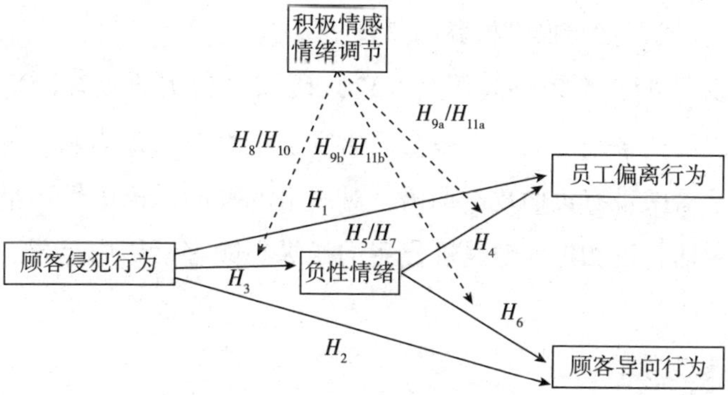

图 3.1　研究模型

第三节　研究方法

在正式实验之前，我们先进行顾客侵犯预实验，用于确定实验材料。

一、预实验

为了编制顾客侵犯的实验材料，我们根据 Rafaeli 等（2012）发表在 *Journal of Applied Psychology* 上的关于顾客言语侵犯影响员工记忆功能的文章，对实验材料进行了修订，编制了符合酒店情境的实验录音材料。

（一）被试

在正式实验之前，为了检验编制的实验材料操纵是否有效以及顾客侵犯是否会对员工的记忆产生影响，本书开展了预实验。从 Credamo 见数中招募了29名参与者，其中男性4人（13.79%）、女性25人（86.21%），平均年龄为23.27岁。Credamo 见数在全国范围内拥有200多万自有样本，并提供高质量的数据。为了确保数据的质量，在调查中嵌入了一些筛选和准确性问题。

（二）实验设计与材料

本书采用被试间设计，首先要求被试完成情景阅读任务，代入情景角色——宴会主管，然后把被试随机分配到一个情境中（实验组 vs 对照组），最后完成记忆与操纵检验的测量。

本书以国外学者 Rafaeli 等（2012）研究中真实的顾客侵犯录音为基础，依据酒店情景编写两段顾客与酒店宴会主管对话作为刺激材料，实验组顾客的话语中带有负面攻击词语，对照组顾客的话语中性不呈现负性情绪。两组对话长度相近，对顾客侵犯的操纵在顾客话语中呈现。具体实验材料如下：

1. 实验组录音内容

客户公司代表（面色不悦）：这就是宴会厅布置完呈现的效果吗？

主管：是的，女士，主体的桌椅摆放工作已完成，这是基本呈现效果，我们现在正布置一些细节，做收尾工作。

客户公司代表：你们这桌椅摆完，整个宴会厅怎么显得这么拥挤、混乱，你们不是五星级酒店吗？摆出来的视觉效果也太差了吧，一点都不上档次，宴会厅也太小了，给我们换个大点的！

主管：女士，这个宴会厅是之前您和我们的销售人员来实地看过并提前预订的。这个时段我们其他宴会厅都已经预订出去了，非常抱歉没有办法帮您更换场地。需要我们帮您将桌椅摆放得更靠近墙壁些吗？这样视觉上会显得宽敞些。

客户公司代表：我之前是来看过这个宴会厅，但是当时没摆桌椅，看起来还行，谁知道布置完出来的效果这么差。摆得这么混乱根本看不出来主桌的位置！

主管：女士，一般情况下，按照礼节正对入口的这张桌子是主桌，如果您想让主桌更突出些，我们可以免费为您在主桌中心增添鲜花装饰，这样就能解决问题了，您看可以吗？

客户公司代表：现在也只能这样了，赶紧摆好，让我看看效果，别耽误8点我们品酒会开始的时间！

主管：好的，女士。您这边还有什么需求吗？

客户公司代表：你们现在这个灯光效果已经是最亮的了吗？这也太暗了吧！还得再亮些，这灯光很影响我们晚上活动的效果！

主管：是的，女士，我们有柔和与明亮两种灯光模式，现在已经是明亮模式，也就是最亮的灯光了。

客户公司代表：我不管你们这个破灯光设备是什么模式的问题。我现在需要这里更亮些，想办法给我立刻解决！不行就弄点落地灯过来照亮。

主管：女士，如果现在增设落地灯空间将更加拥挤，不如我在每张餐桌上为您添加一座烛台，这样既能为晚上的品酒会营造氛围，也不会让空间更拥挤，您看可以吗？

客户公司代表：那就这样吧。

主管：女士，请问您这边还有什么需求吗？

客户公司代表：暂时没有了。

主管：好的，女士。您有新的需求随时叫我，我们一定尽力满足您的需求。

客户公司代表：好的。

2. 对照组录音内容

客户公司代表：这就是宴会厅布置完呈现的效果吗？

主管：是的，女士，主体的桌椅摆放工作已完成，这是基本呈现效果，我们现在正布置一些细节，做收尾工作。

客户公司代表：好的。整体看起来还不错！不过我觉得有一个问题，现在桌椅摆完整个宴会厅有点拥挤了，晚上活动期间，人员走动应该不太方便。有什么解决办法吗？或者换个大点的宴会厅。

主管：女士，非常抱歉，我们所有宴会厅都是按照提前预订的规则安排的。这个时段我们其他宴会厅都已经预订出去了，非常抱歉没有办法帮您更换场地。也许我们可以帮您将桌椅摆放得更靠近墙壁些，这样视觉上会显得宽敞些。

客户公司代表：那好吧，就按你说的那么布置吧。还有一个问题就是现在我觉得主桌不是很突出，没办法凸显我们主桌客人身份的尊贵，有什么办法能让我们的主桌看起来更突出些吗？

主管：女士，如果您想让主桌看起来更突出些，我们通常会采用增添鲜花装饰的办法。我们可以免费为您在主桌中心增添鲜花装饰，这样就能解决问题了，您看可以吗？

客户公司代表：这个办法不错，就这么安排吧！

主管：好的，女士。您这边还有什么需求吗？

客户公司代表：让我看看。哦，现在这个灯光好像有点暗，能帮我们调得再亮些吗？那样效果应该就更好了。

主管：抱歉，女士，我们有柔和与明亮两种灯光模式，现在已经是明亮模式，也就是最亮的灯光了。如果需要更亮的效果，我们可以在每张餐桌上为您添加一座烛台，这样既能让宴会厅更明亮些，也能为晚上的品酒会营造氛围，您看可以吗？

客户公司代表：这个主意太棒了，真期待晚上 8 点的活动，最终呈现的效果一定很好，谢谢。

主管：不客气，女士，请问您这边还有什么需求吗？

客户公司代表：暂时没有了。

主管：好的，女士。您有新的需求随时叫我，我们一定尽力满足您的需求。

客户公司代表：好的。

记忆测试的测量题项基于情景材料细节信息编制而成，由 6 道单项选择题组成，参与者被要求在4个选项中选出唯一的正确答案，选择题包括“对话中，顾客提到的活动开始时间是?”等6个问题。计分原则为答对记1分，答错不计分。通过计算被试的记忆得分，以得分高低反映被试对实验材料细节的记忆程度。

操纵检验中的顾客侵犯测量采用人际公平量表（Colquitt，2001），并依据本情景改编成4项量表。参与者被要求使用李克特5级量表（1=完全不同意，5=完全同意）来回答“在与该客户交流中感受到了对方的愤怒”和“该客户在交流中展现出不礼貌行为”等问题。

（二）预实验结果

1. 操纵检验

依据实验材料阅读所需时间，剔除答题时间小于90s的被试，剩余18名被试数据，采用单因素方差分析，结果显示，2组在顾客侵犯感知上［$F_{(1,18)}=19.336$，$p<0.001$］有显著性差异，即实验组感知到更强程度的顾客侵犯，实验材料的操纵有效。

2. 记忆测试

依据实验材料阅读所需时间，剔除答题时间小于90s的被试，剩余18名被试数据，采用单因素方差分析，结果显示，2组在记忆测试得分上［$F_{(1,18)}=4.902$，$p<0.05$］有显著性差异，实验组得分显著低于对照组，即顾客侵犯降低了员工的记忆功能。

综上所述，以上结果证实顾客侵犯的实验材料有效，可以应用于正式实验。

二、正式实验

（一）实验设计和程序

根据预实验研究结果，本书选取的实验材料有效。实验材料以录音形式呈现。实验采取组间时间设计，研究被试随机分配到顾客侵犯组和顾客侵犯控制组。

从Credamo见数中招募了230名服务业一线员工。这些员工全部在服务业工作过，并且问卷调查时仍在服务业工作。为了确保数据的质量，在调查中嵌入了一些筛选和准确性问题，以提高被试的注意力。被试要完成情景模拟与问卷填写两部分。被试首先要完成情景模拟任务，被要求代入情景角色——宴会主管，认真听实验材料（实验组 vs 对照组），随后通过问卷完成情绪、记忆以及行为意愿的测量。

在情景模拟任务中，被试被要求想象自己是一家星级酒店的宴会主管并被随机分配到一个情境中（实验组 vs 对照组），被试仅限于使用电脑作答，并且被要求在安静的环境下，佩戴耳机并将音量调至20%，做好准备后点击播放按钮开始播放刺激材料，需要认真听录音，录音播放完毕后进行问卷的填写。完成填写后被试将在其见数账户上收到一定金额的酬劳作为答谢。

（二）研究样本

本次数据收集在线上平台开展，共回收问卷230份，其中3份问卷因筛选和准确性问题回答错误被系统自动拒绝，最终得到227份有效问卷，问卷有效率为98.7%。对227份样本进行统计分析，从人口统计学数据看，本次收集的数据样本中男女占比较为均衡，其中女性占比为60.79%；多数参与者的年龄在20～30岁，占比为66.52%；本科学历的参与者最多，占比为70.48%；83.7%的参与者报告有过服务业从业经历；报告具有服务业从业经历的参与者中全职工作的占比为62.63%，工作年限多为1～2年，多数参与者所属行业为住宿、餐饮业，占比为48.42%，批发、零售行业占比次之，为38.42%。

（三）研究工具

本书采用问卷调查法，问卷主要由情绪测量、记忆测试、组织行为和个人信息四部分组成。研究的构念测量均来自成熟量表。情绪测量采用负性情绪量表，记忆测试依据实验材料细节信息编制而成，组织行为由消极的员工偏离行为与积极的顾客导向行为共同组成，个人信息部分收集员工的性别、年龄、受教育程度和服务业从业经历（从业年限、行业）。

情绪测量采用Shorey等（2015）编制的负性情绪8项量表。参与者被要求使用李克特 5 级量表（1 = 非常轻微或根本没有，5 = 非常强烈）来回答“感受到如下情绪的程度是生气的、暴躁的、心烦的”等问题。

记忆测试的题项基于情景材料细节信息编制而成，由 5 道单项选择题组成，参与者被要求在 4 个选项中选出唯一的正确答案，选择题包括“对话中，顾客提到的活动开始时间是?”等 5 个问题。计分原则为答对记 1 分，答错不计分，通过计算被试的记忆得分，以得分高低反映被试对实验材料细节的记忆程度。

操纵检验采用中国学者李晓艳和周二华（2012）开发的顾客侵犯行为量表。量表由两部分组成，一部分测量顾客侵犯行为，另一部分测量服务提供者的不公平感知。参与者被要求使用李克特 5 级量表（1 = 完全不同意，5 = 完全同意）来回答“作为宴会主管，在与该顾客的交流中，该顾客对我大吼大叫/用攻击性的言语和口气与我讲话”等问题。

员工偏离行为采用 Yi 和 Gong（2008）开发的 6 项量表来测量。参与者被要求使用李克特 7 级量表（1 = 完全不同意，7 = 完全同意）来回答“作为宴会主管，经历该事件后（指录音中的事件），后续为其他客人服务时我会花过分长的时间服务顾客/故意错误地服务顾客”等问题。

顾客导向行为采用 Grizzle 等（2009）开发的 4 项量表来测量。参与者被要求使用李克特 7 级量表（1 = 完全不同意，7 = 完全同意）来回答“作为宴会主管，经历该事件后（指录音中的事件），后续为其他客人服务时我会积极听取客户的意见，适当（满意）处理客户投诉”等问题。

情绪调节通过 Eysenck（1990）开发的 4 项量表来测量。参与者被要求使用李克特 7 级量表（1 = 完全不符合，7 = 完全符合）选择合适的数字来表明以下陈述对自身情况的描述程度，如“在日常生活中我是一个能够控制自己的脾气，理性地处理困难的人”等。

积极情感通过 Watson 和 Tellegen（1985）的 11 项量表来测量。参与者被要求使用李克特 5 级量表（1 = 完全不符合，5 = 完全符合）选择合适的数字来表明以下陈述对自身情况的描述程度，如“在日常生活中我是一个很容易对自己正在做的事情产生热情的人”等。

第四节 研究结果

一、信效度分析

本书采用的量表均来源于以往文献的成熟量表，采用 SPSS 26.0 统计分析软件对数据进行信度分析。数据分析结果表明，顾客侵犯行为、负性情绪、感知公平、员工偏离行为、顾客导向行为、情绪调节、积极情感的克朗巴哈系数（Cronbach's α）分别为 0.928、0.942、0.940、0.890、0.921、0.922、0.919，均大于0.7，表明信度较好（邓新明，2012）。

本书使用 Harman 的单因子检测方法进行分析，第一个主成分载荷量为41.348% <50%，符合标准。本书进一步采用 Mplus 8.3 软件对数据进行验证性因子分析。为检验模型中变量间的区分效度，建立了系列具有嵌套关系的因子结构，如表 3.1 所示。顾客侵犯行为、负性情绪、员工偏离行为、顾客导向行为、情绪调节、积极情感六因子模型拟合优度指数最佳（$\chi^2/df = 1469.028/764 = 1.923$，$RMSEA = 0.064$，$CFI = 0.911$，$TLI = 0.905$），且显著优于一到五因子模型的拟合指数，说明各变量存在较好的区分效度。

表 3.1 验证性因子分析

模型	χ^2	df	χ^2/df	CFI	TLI	$RMSEA$
六因子模型（AP、NA、DB、CO、ER、PA）	1469.028	764	1.923	0.911	0.905	0.064
五因子模型（$AP+NA$、DB、CO、ER、PA）	1857.061	769	2.415	0.863	0.854	0.079
四因子模型（$AP+NA$、DB、CO、$ER+PA$）	2281.065	773	2.950	0.810	0.799	0.093
三因子模型（$AP+NA$、$DB+CO$、$ER+PA$）	2540.085	776	3.273	0.778	0.766	0.100
二因子模型（$AP+NA+DB$、$CO+ER+PA$）	3654.583	778	4.697	0.638	0.619	0.128

续表

模型	χ^2	*df*	χ^2/df	*CFI*	*TLI*	*RMSEA*
单因子模型 （*AP* + *NA* + *DB* + *CO* + *ER* + *PA*）	4707.901	779	6.044	0.506	0.480	0.149

注：*AP* 表示顾客侵犯行为；*NA* 表示负性情绪；*DB* 表示员工偏离行为；*CO* 表示顾客导向行为；*ER* 表示情绪调节；*PA* 表示积极情感。

二、描述性统计检验

使用 SPSS 26.0 软件对本书选取的变量进行描述性统计分析，结果如表 3.2 所示。顾客侵犯感知与负性情绪显著正相关（$r=0.751$，$p<0.01$）；顾客侵犯感知与员工偏离行为显著正相关（$r=0.484$，$p<0.01$）；顾客侵犯感知与顾客导向行为显著负相关（$r=-0.374$，$p<0.01$）；负性情绪与员工偏离行为显著正相关（$r=0.613$，$p<0.01$）；负性情绪与顾客导向行为显著负相关（$r=-0.568$，$p<0.01$）。这为后续进一步的分析奠定了基础。

表 3.2　变量均值、标准差与相关系数（*N*=227）

变量	均值	标准差	1 性别	2 年龄	3 受教育程度	4 顾客侵犯感知	5 负性情绪	6 员工偏离行为	7 顾客导向行为	8 情绪调节
1 性别	0.61	0.489								
2 年龄	2.2996	0.59359	−0.066*							
3 受教育程度	2.85	0.615	0.107	0.018						
4 顾客侵犯感知	2.2614	1.12533	0.032	−0.094	0.004					
5 负性情绪	1.7300	0.90388	0.000	0.073	0.068	0.751**				
6 员工偏离行为	1.8815	0.96997	−0.021	−0.081	−0.149*	0.484**	0.613**			
7 顾客导向行为	6.2280	0.89248	0.041	0.077	0.199**	−0.374**	−0.568**	−0.706**		
8 情绪调节	5.3943	1.06371	−0.012	0.035	0.065	−0.178*	−0.341**	−0.298**	0.425**	
9 积极情感	3.8069	0.74090	−0.055	0.118	0.005	−0.300**	−0.441**	−0.044**	0.492**	0.584**

注：* 表示 $p<0.05$；** 表示 $p<0.01$。

三、主效应与中介效应检验

本书采用多元线性回归的方法对顾客侵犯行为、负性情绪与员工偏离行为之间的关系进行分析。其中，性别、年龄、受教育程度与服务业从业经历为控制变量。本书借鉴温忠麟等（2005）的三步中介回归分析法对负性情绪在顾客侵犯行为与员工偏离行为关系中的中介作用进行检验（见表3.3）。由模型M6可以看出，顾客侵犯行为显著正向影响员工偏离行为（$\beta=0.511$，$p<0.001$），假设H_1得到验证；由模型M2可以看出，顾客侵犯行为对负性情绪具有显著的正向影响（$\beta=0.848$，$p<0.001$），假设H_3得到验证；由模型M4可以看出，负性情绪对员工偏离行为具有显著正向影响（$\beta=0.637$，$p<0.001$），假设H_4得到验证；由模型M7可以看出，在模型M6中加入负性情绪后，顾客侵犯行为对员工偏离行为的负向影响不显著（$\beta=-0.038$，$p>0.05$）。由此可见，负性情绪在顾客侵犯行为与员工偏离行为的关系中发挥完全中介作用，假设H_5得到支持。

表3.3 中介效应检验（因变量：员工偏离行为）

变量		负性情绪		员工偏离行为				
		M1	M2	M3	M4	M5	M6	M7
控制变量	性别	0.007	−0.012	−0.016	−0.021	−0.016	−0.028	−0.020
	年龄	−0.111	−0.102	−0.131	−0.060	−0.131	−0.125	−0.059
	受教育程度	−0.085	−0.103	−0.208**	−0.154*	−0.208**	−0.218**	−0.152*
	服务业从业经历	0.227	0.145	0.418**	0.273**	0.418**	0.369**	0.275**
自变量	顾客侵犯行为		0.848***				0.511***	−0.038
	中介变量							
	负性情绪				0.637***			0.647***
F		1.047	13.828***	3.178**	29.474***	3.178**	6.216***	24.481***
R^2		0.019	0.238***	0.054**	0.346***	0.054**	0.123***	0.400***
ΔR^2			0.219				0.069	0.277

注：*表示$p<0.05$；**表示$p<0.01$；***表示$p<0.001$。

同理，本书对负性情绪在顾客侵犯行为与员工的顾客导向行为之间的中介作用进行检验（见表3.4）。由模型M6可知，顾客侵犯行为显著负向影响员工的顾客导向行为（$\beta = -0.345$，$p < 0.01$），假设H_2得到验证；由模型M2可以看出，顾客侵犯行为与负性情绪呈显著的正向关系（$\beta = 0.848$，$p < 0.001$）。同时，由模型M4可以看出，负性情绪显著负向影响员工的顾客导向行为（$\beta = -0.551$，$p < 0.001$）；由模型M7可以看出，在模型M6的基础上加入负性情绪后，顾客侵犯行为对顾客导向行为的影响程度大大降低，且模型不显著（$\beta = 0.157$，$p > 0.05$）。由此可见，负性情绪在顾客侵犯行为与员工的顾客导向行为关系中发挥完全中介效应，假设H_7得到支持。

表3.4　中介效应检验（因变量：顾客导向行为）

变量		负性情绪		顾客导向行为				
		M1	M2	M3	M4	M5	M6	M7
控制变量	性别	0.007	−0.012	0.045	0.049	0.045	0.053	0.046
	年龄	−0.111	−0.102	0.114	0.053	0.114	0.110	0.050
	受教育程度	0.085	−0.103	0.280**	0.233**	0.280**	0.287**	0.227
	服务业从业经历	0.227	0.145	−0.047	0.078	−0.047	−0.014	0.073
自变量	顾客侵犯行为		0.848***				−0.345**	0.157
	中介变量							
	负性情绪				−0.551***			−0.592***
F		1.047	13.828***	2.683**	23.967***	2.683**	4.027**	20.409***
R^2		0.019	0.238***	0.046**	0.337***	0.046**	0.084**	0.358***
ΔR^2			0.219		0.291		0.038	0.274

注：** 表示$p < 0.01$；*** 表示$p < 0.001$。

四、调节效应分析

（一）情绪调节的调节效应检验

本书采用SPSS 26.0回归分析来检验情绪调节在顾客侵犯行为与员工的负性情绪之间的调节作用。首先，对顾客侵犯行为与情绪调节进行标准化处理；其次，在输入控制变量以后，加入顾客侵犯行为与情绪调节两个变量的主效应，对负性情绪的解释效应明显增加（$\Delta R^2 = 0.593$，$p < 0.001$）；最后，引入顾客侵犯行为与情绪调节的交互项，结果发现，情绪调节对顾客侵犯行为与负性情绪之间的关系具有显著的调节效应（$\beta = -0.212$，$p < 0.001$），能够显著解释3.7%的变异（见表3.5）。这说明情绪调节在顾客侵犯与负性情绪的关系中存在负向调节作用，假设 H_8 得到支持。

表3.5　情绪调节在顾客侵犯行为与员工负性情绪间的调节效应检验（$N = 227$）

变量		负性情绪		
		M1	M2	M3
控制变量	性别	0.004	-0.019	-0.014
	年龄	-0.073	0.001	0.017
	受教育程度	0.058	-0.055	-0.012
	服务业从业经历	0.094	-0.002	-0.035
自变量	顾客侵犯行为		0.715***	0.687***
	情绪调节		-0.210***	-0.159***
	交互效应			
	顾客侵犯行为×情绪调节			-0.212***
R^2		0.019	0.612	0.649
ΔR^2			0.593***	0.037***

注：*** 表示 $p < 0.001$。

为了直观表明调节作用的方向和趋势，本书进一步绘制情绪调节的调节效应图。由图3.2可以看出，与情绪调节能力较强的个体相比，顾客侵犯行为对情绪调节能力较弱的员工负性情绪的回归线较为陡峭，即对情绪调节能力较弱的个体而言，顾客侵犯行为对负性情绪的正向影响更强。

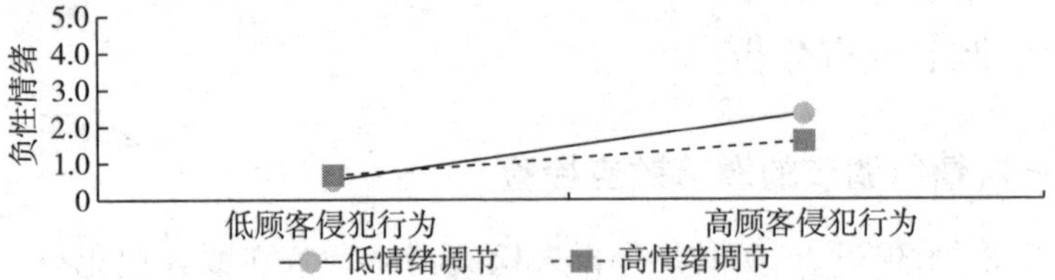

图3.2　情绪调节在顾客侵犯行为和负性情绪之间起到调节作用

同理，本书使用分层回归的方法检验情绪调节在负性情绪与员工偏离行为、顾客导向行为之间的调节作用。在加入控制变量之后，加入负性情绪与情绪调节的主效应对员工偏离行为（$\Delta R^2=0.356$，$p<0.001$）和顾客导向行为（$\Delta R^2=0.362$，$p<0.001$）的解释效应明显增加。负性情绪与情绪调节的交互效应显著，这说明情绪调节对负性情绪与员工偏离行为（$\beta=-0.327$，$p<0.001$）、顾客导向行为（$\beta=0.463$，$p<0.001$）之间的关系具有显著的调节效应（见表3.6），假设H_{9a}和H_{9b}得到支持。

表3.6　情绪调节在负性情绪与员工偏离行为、顾客导向行为间的调节效应检验（$N=227$）

变量		员工偏离行为			顾客导向行为		
		M1	M2	M3	M4	M5	M6
控制变量	性别	−0.008	−0.012	−0.027	0.025	0.031	0.052
	年龄	−0.080	−0.036	−0.022	0.076	0.033	0.013
	受教育程度	−0.132*	−0.092	−0.035	0.193***	0.148***	0.067
	服务业从业经历	0.161*	0.113*	0.087	−0.020	0.015	0.051
主效应	负性情绪		0.558***	0.427***		−0.470***	−0.285***
	情绪调节		−0.105	−0.043		0.254***	0.167***
	交互效应						
	负性情绪×情绪调节			−0.327***			0.463***
R^2		0.054	0.410	0.483	0.046	0.408	0.556
ΔR^2			0.356***	0.073***		0.362***	0.148***

注：* 表示 $p<0.05$；*** 表示 $p<0.001$。

本书进一步绘制情绪调节的调节效应图。由图3.3和图3.4可以看出，低情绪调节水平的斜率高于高情绪调节水平的斜率，情绪调节能够正向强化负性情绪与员工偏离行为之间的正向关系以及与顾客导向行为之间的负向关系。

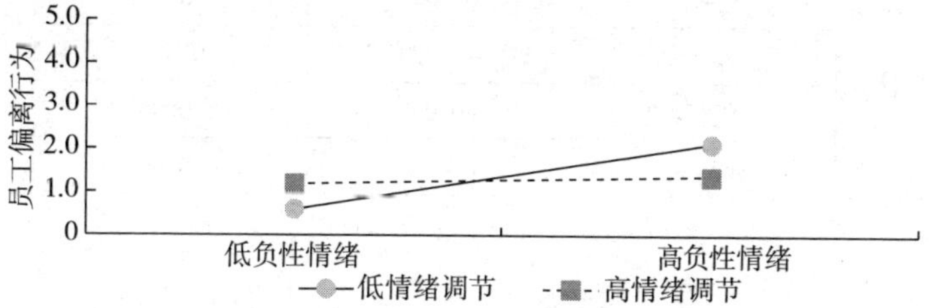

图3.3　情绪调节在负性情绪和员工偏离行为之间起到调节作用

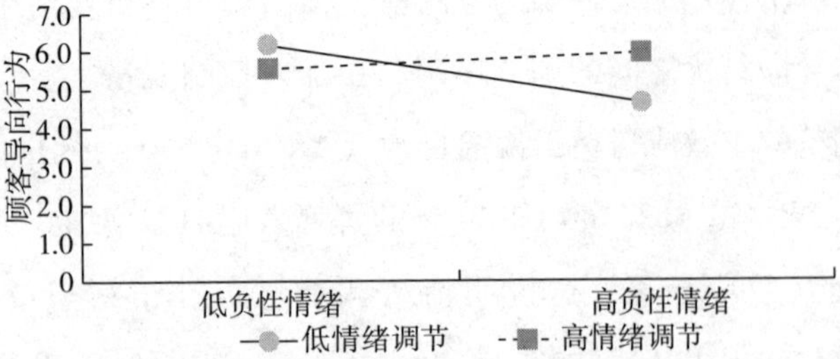

图 3.4 情绪调节在负性情绪和顾客导向行为之间起到调节作用

（二）积极情感的调节效应检验

为了检验积极情感在顾客侵犯行为与负性情绪关系中的调节作用，首先，对顾客侵犯行为与积极情感进行标准化处理；其次，在输入控制变量以后，加入顾客侵犯行为与积极情感两个变量的主效应，对负性情绪的解释效应明显增加（$\Delta R^2=0.603$，$p<0.001$）；最后，引入顾客侵犯行为与积极情感的交互项，结果发现，积极情感对顾客侵犯行为与负性情绪之间的关系具有显著的调节效应（$\beta=-0.228$，$p<0.001$），能够显著解释3.5%的变异（见表3.7）。这说明积极情感在顾客侵犯行为与负性情绪的关系中存在负向调节作用，假设H_{10}得到支持。

为了直观表明调节作用的方向和趋势，本书进一步绘制积极情感的调节效应图。由图3.5可以看出，与高积极情感的个体相比，顾客侵犯行为对低积极情感的员工负性情绪的回归线较为陡峭，即对低积极情感的个体而言，顾客侵犯行为对负性情绪的负向影响更强。

表 3.7 积极情感在顾客侵犯行为与员工负性情绪间的调节效应检验（$N=227$）

变量		负性情绪		
		M1	M2	M3
控制变量	性别	0.004	−0.027	−0.010
	年龄	−0.073	0.019	0.014
	受教育程度	−0.058	−0.067	−0.021
	服务业从业经历	0.094	−0.006	−0.0327

续表

变量		负性情绪		
		M1	M2	M3
自变量	顾客侵犯行为		0.683***	−0.010***
	积极情感		−0.239***	0.014***
	交互效应			
	顾客侵犯行为×积极情感			−0.228***
R^2		0.019	0.622	0.657
ΔR^2			0.603***	0.035***

注：*** 表示 $p<0.001$。

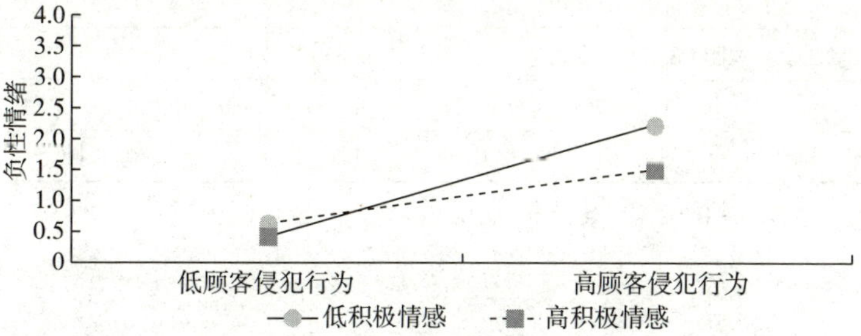

图 3.5　积极情感在顾客侵犯行为和负性情绪之间起到调节作用

同理，本书使用分层回归的方法检验积极情感在负性情绪与员工偏离行为、顾客导向行为之间的调节作用。在加入控制变量之后，加入负性情绪与积极情感的主效应对员工偏离行为（$\Delta R^2=0.384$，$p<0.001$）和顾客导向行为（$\Delta R^2=0.380$，$p<0.001$）的解释效应明显增加。负性情绪与积极情感的交互效应显著，这说明积极情感对负性情绪与员工偏离行为（$\beta=-0.339$，$p<0.001$）、顾客导向行为（$\beta=0.426$，$p<0.001$）之间的关系具有显著的调节效应（见表 3.8），假设 H_{11a} 和 H_{11b} 得到支持。

本书进一步绘制积极情感的调节效应图。由图 3.6 和图 3.7 可以看出，低积极情感的斜率高于高积极情感的斜率，积极情感能够正向强化负性情绪与员工偏离行为之间的正向关系以及与顾客导向行为之间的负向关系。

表 3.8　积极情感在负性情绪与员工偏离行为、顾客导向行为间的调节效应检验（$N=227$）

变量		员工偏离行为			顾客导向行为		
		M1	M2	M3	M4	M5	M6
控制变量	性别	-0.008	-0.021	-0.019	0.025	0.041	0.039
	年龄	-0.080	-0.019	-0.025	0.076	0.010	0.018
	受教育程度	-0.132*	-0.101*	-0.028	0.193***	0.166***	0.075
	服务业从业经历	0.161*	0.114*	0.097*	-0.020	0.020	0.042
主效应	负性情绪		0.497***	0.395***		-0.423***	-0.294***
	积极情感		-0.219***	-0.081		0.306***	0.133*
	交互效应						
	负性情绪×积极情感			-0.339***			0.426***
R^2		0.054	0.438	0.504	0.046	0.426	0.530
ΔR^2			0.384***	0.066***		0.380***	0.104***

注：* 表示 $p<0.05$；*** 表示 $p<0.001$。

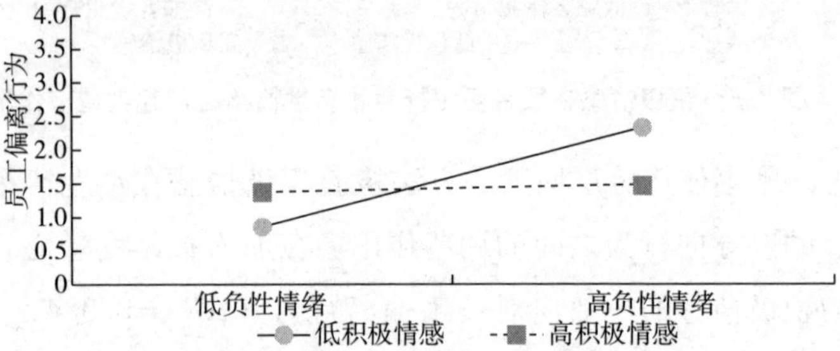

图 3.6　积极情感在负性情绪和员工偏离行为之间起到调节作用

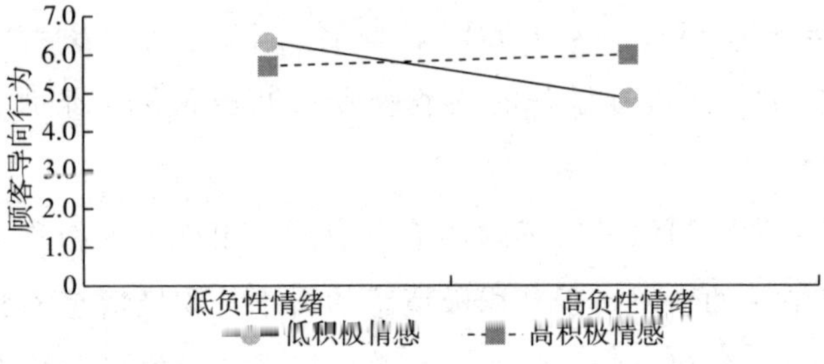

图 3.7　积极情感在负性情绪和顾客导向行为之间起到调节作用

第五节　结论与讨论

本章依托社会交换理论与SOR理论，对“顾客侵犯行为—负性情绪—员工偏离行为、顾客导向行为”这一影响机制进行了探讨。研究结果发现：①顾客侵犯行为正向影响员工偏离行为，负向影响员工的顾客导向行为，并且顾客侵犯行为正向影响员工的负性情绪；②负性情绪在顾客侵犯与员工偏离行为、顾客导向行为之间起到中介作用；③情绪调节和积极情感能够弱化顾客侵犯与负性情绪之间的正向关系，情绪调节和积极情感在负性情绪与员工偏离行为、顾客导向行为之间起着调节作用。研究结果具有重要的理论意义和实践意义。

第一，从员工组织行为角度探讨顾客侵犯的影响，丰富了顾客侵犯行为的研究文献。目前，关于顾客侵犯行为的文献主要关注员工的工作表现（如离职意愿、消极怠工行为）和心理健康（如主观幸福感、工作满意度）。研究发现，顾客侵犯导致员工工作倦怠加剧（Karatepe，2011a）、离职意向增加（Karatepe et al.，2009）、消极怠工行为的发生和工作满意度下降（Skarlicki et al.，2008；Wang et al.，2013）。Skarlicki等（2008）发现顾客侵犯行为会引发员工对顾客的破坏和报复行为，本章在此基础上进一步检验了顾客侵犯行为对员工偏离行为和顾客导向行为的影响，扩展了对顾客侵犯行为后果的理解。

第二，负性情绪在顾客侵犯与员工偏离行为、顾客导向行为之间发挥着中介作用，让我们更好地理解了“顾客侵犯行为—负性情绪—员工偏离行为、顾客导向行为”这一过程机制。同时，以往文献主要研究了组织公平感、领导风格、企业文化等前因变量对员工偏离行为的影响（王宇清等，2012；姚艳虹、孙芳琦，2018；苏宗伟等，2022），本章关注了顾客侵犯行为这一变量，丰富了员工偏离行为的文献。这有利于组织了解顾客侵犯造成的不利影响及其传导机制，以采取有效的措施减弱顾客侵犯所造成的负面影响。

第三，本章证实了情绪调节和积极情感对顾客侵犯行为负面影响具有削弱作用，且较强情绪调节能力、积极情感状态也可后天培养。这有利于组织通过对员工的情感干预和调节来弱化顾客侵犯行为的消极影响，促进员工的身心健康和组织的健康发展。对员工来说，本章有助于员工意识到顾客侵犯对自身情感和行为造成的负面影响，使之及时进行自我调节，以促进个体的状态恢复，减少顾客偏离行为的发生。

第四章

顾客侵犯对员工认知健康的影响

第一节　引言

随着国内外学者对服务业顾客侵犯行为的关注增加，顾客侵犯的后果研究也逐渐深入。研究最早关注顾客侵犯行为对员工工作表现和心理健康的影响，之后部分学者开始关注顾客侵犯行为对员工认知功能的影响。认知功能，是指人在对客观事物的认知过程中对感觉输入信息的获取、编码、操作、提取和使用的过程，这一过程包括感知觉、注意、记忆及问题解决能力等（彭聃龄，2004）。在酒店业从业中，服务提供者对服务区域内顾客的注意程度，可能会影响其发现顾客需求的程度；服务业员工的记忆能力与记录顾客喜好、妥善安排服务流程密切相关；员工的问题解决能力与为顾客解决问题直接相关。由此可见，认知功能直接影响员工提供服务的能力。不过，以往研究并未系统关注顾客侵犯如何影响员工短期认知和情绪功能。只有充分了解顾客侵犯的后果及其心理机制，才有可能提出针对性的措施，减弱顾客侵犯造成的不良后果。

同时，以往研究主要要求员工回忆经历过的顾客侵犯的事件，进而测量压力、负性情绪、离职意愿等结果变量。受员工经历的顾客侵犯事件强度差异、记忆随时间衰退等影响，测量结果可能会存在一定的偏差。实验法的优势在于控制和对照，排除相关变量的自然干扰而揭示各要素之间的因果关系（刘泽照，2021）。应用实验法能够较为准确测量并记录顾客侵犯发生后员工的认知功能、情绪以及行为意愿的反应。因此，本书运用行为实验法来探究顾客侵犯行为对员工的认知和情绪及行为的影响。

第二节　理论基础与研究假设

一、情感事件理论

情感事件理论认为，工作中员工经历的情感事件，会引发员工的情感和认知反应，并且进一步影响员工的态度与行为（Weiss and Cropanzano，1996）。Beal 等（2005）描述了情感事件消耗认知资源（包括注意资源）的三个主要活动：评估（appraisal）、反刍（rumination）与唤醒（arousal）。执行任务时的可用资源直接影响任务的表现，当资源集中在其他地方时，相应的任务表现就会受到影响。顾客侵犯事件作为一种情感事件通过评估、反刍与唤醒三个活动消耗认知资源，从而影响认知功能，进一步影响任务表现。

第一，评估。评估是指情感事件引发对该事件的评估，有两种类型的评估：初步评估与二次评估（Smith and Kirby，2001）。初步评估包括评估事件的好坏，以及它与个人幸福的关系（Smith et al.，1993）。初步评估是自动发生的，不太可能消耗过多认知资源。然而，在初步评估之后，人们会进行一个更复杂的二次评估过程，主要涉及对应对潜力、自我问责和特殊期望的评估。这一过程会直接占据认知资源，因此限制了其他任务的可用资源（Clore，1994）。当情感事件（顾客侵犯行为）发生时，二次评估过程将被激活（Lazarus，1991），员工评估他们对事件的控制和事件可能的后果（Smith and Kirby，2001）。这个过程将员工的注意力从焦点任务上移开，从而导致工作速度变慢和出现更多错误（Rafaeli et al.，2012）。

第二，反刍。反刍为“一类围绕着一个共同主题的有意识的思想，在不需要思考的直接环境中反复出现”（Martin and Tesser，1996）。研究表明，顾客侵犯会引发反刍。Wang 等（2013）研究发现，呼叫中心员工在工作中遭受顾客侵犯越多，其夜间的反刍越多，进而导致了第二天清晨负性情绪水平更高，影响员工的正常生活。Ahmed 等（2021）针对巴基斯坦 479 名咖啡馆一线服务员工的研究表明，顾客侵犯行为会直接影响员工反刍，员工报告“无法停止思考顾客对自己做了什么，即使当从事其他任务时，我也会想到这些顾客伤害我的情景等”，并进一步引发员工的反生产行为。

第三，唤醒。对情绪进行初步评估后，通常会出现更高的唤醒水平（Lazarus，1991）。唤醒会对注意产生影响。研究表明，在高水平唤醒条件下，人们会将大部分注意资源集中在围绕该情绪的原因与环境上，进而限制了其他任务的可用资源。顾客侵犯被证明会唤起员工的高唤醒情绪，如愤怒等（Grandey et al.，2002）。唤醒度高的人倾向于将注意力集中在相关的线索上而忽略更多的外围信息。面对顾客侵犯，员工可能会认为他们的主要任务是处理顾客的敌意（Beal et al.，2005），而对其他工作任务的关注度降低。高度觉醒的人倾向于默认他们的主导行为。

上述结果表明，在顾客侵犯事件的情境下，顾客侵犯作为一种情感事件，会引发员工的评估、反刍与唤醒三个活动，员工将更多注意资源转移到与情感相关的事件上，思考顾客的情绪状态、行为是否公正，以及此事件发生的原因等消耗认知资源，进一步影响其认知功能。

二、顾客侵犯行为对认知功能的影响研究

关于顾客侵犯行为对认知功能的影响研究较少且结果尚未明晰。已有研究较多考察顾客侵犯行为对员工认知反刍、再认记忆、回忆记忆、创造力等的影响（Rafaeli et al.，2012），而对其他重要的认知功能，如连续性注意、空间注意、决策等的研究尚未开展。现有研究结果表明，顾客侵犯行为负向影响员工的记忆和创造力（Rafaeli et al.，2012）。以色列学者 Rafaeli 等（2012）以员工的记忆过程为切入点，通过四个实验证实了顾客侵犯行为会影响员工的自由回忆、识别记忆和工作记忆，即顾客侵犯行为负向影响员工的记忆功能，并且负向影响任务绩效。其认为，顾客言语侵犯行为作为一种情感事件会通过消耗认知资源影响其他任务的可用资源，引起认知中断，任务表现下降，并验证了认知中断在顾客言语侵犯与任务绩效之间起到中介作用。另一项研究发现，倾听愤怒顾客录音的参与者在创造力与解决问题能力上表现更差（Miron－Spektor et al.，2011）。

现有的少数研究主要关注顾客侵犯行为对复杂的认知功能如解决问题、记忆等的影响，目前还没有研究关注顾客侵犯行为对注意功能的影响。注意是人类最基础的认知功能，它使人类可以排除无关信息的干扰而有选择地集中在有关信息上，以此来保证人类可以有效地同环境发生各种交互。同时，注意还是认知系统的核心功能，与记忆、语言等其他认知功能密切相关，是高级认知功能顺利实施的基础。为此，本书认为可以进一步探究顾客侵犯行为对注意功能的影响。

目前，学术界对注意概念的界定不唯一，李永瑞（2001）认为注意是个体的心理活动针对当下刺激，并且对这些刺激做出相匹配的反应，因此注意可以说是一种意识调节状态。彭聃龄（2004）指出注意是心理活动对一定对象的指向和集中，是伴随着感知觉、记忆、思维、想象等心理过程的一种共同的心理特征。虽然学术界对注意概念的界定存在差异，但都指出了注意具有警觉、选择、控制和容量有限等特质，从而使个体将认知资源聚焦于特定的对象和信息。注意品质涉及广度、稳定、分配、转移以及选择等多个方面（张琳，2017）。本书主要考察顾客侵犯行为对员工的注意执行控制功能、注意广度以及注意网络功能的影响。

第一，注意执行控制功能主要是指冲突条件下的问题解决和自动行为的控制（Petersen and Posner，2012）。保持注意集中、灵活调整注意目标、识别并记忆信息或进行自我监控等，都需要借助执行控制功能（Petersen and Posner，2012）。经典的 Stroop 色词测试任务经常被用来测试执行控制功能，实验任务是让被试对刺激的颜色维度做出反应，忽略刺激的字义维度所带来的冲突干扰（Petersen and Posner，2003）。

第二，注意广度，是指注意的范围，指在同一时间内能清楚把握的对象的数量（张志敏，2016）。注意广度的差异可以体现在整体和局部加工的优势差异上，常见的注意广度的测量有 Navon 字母测试（刘兴宇，2018）、目标计数测验（张开冉，2008）。Navon 字母测试是通过测试被试对整体字母和局部字母的反应来测量注意广度。

第三，Posner 和 Petersen（1989）提出了注意网络模型，认为注意网络包括三个独立的网络：警觉网络、执行控制网络、定向网络。它们分别代表注意的不同品质。最经典的测量方法是注意网络功能测试（ANT），采用 Flanker 任务来测试注意的警觉、定向和执行控制功能。据此，提出以下假设：

H_1：顾客侵犯负向影响员工的注意功能。

同时，顾客侵犯也被证实会损害员工认知功能中的记忆功能。以色列学者 Rafaeli 等（2012）选取认知功能进行研究，发现顾客侵犯影响自由回忆、识别记忆与工作记忆，即认知过程中的记忆过程。认知资源理论认为，当个体在完成工作记忆任务时，由于情绪的存在占用部分认知资源，而这些认知资源与当前工作记忆无关，因此能够用在工作记忆任务上的资源就相对减少，必然会对工作记忆产生一定的阻碍作用（李俊领，2016）。因此，本书认为顾客侵犯行为作为负面事件会消耗员工的认知资源，导致分配于记忆的认知资源减少，影响员工的记忆功能。据此，提出以下假设：

H_2：顾客侵犯负向影响员工的记忆功能。

第三节　实验概述

本章通过四个实验，系统研究顾客侵犯对服务业员工认知功能的影响。实验一通过 Stroop 色词测试，讨论顾客侵犯对员工注意执行控制功能的影响。实验二通过 Navon 字母测试，考察顾客侵犯对员工注意广度的影响。实验三通过 ANT，系统考察顾客侵犯对员工注意网络功能的影响。实验四通过外显记忆测试，考察顾客侵犯对员工记忆功能的影响。

第四节　实验一：顾客侵犯对注意执行控制功能的影响——Stroop 色词测试

在本书中，我们旨在检验顾客侵犯对注意执行控制功能的影响。使用酒店工作情境录音材料，要求参与者将自己想象成酒店的宴会主管，参与者被随机分配到实验组和对照组两个组别中。我们预测，相较于对照组，顾客侵犯条件下的实验组的员工注意执行控制功能下降，即实验组平均反应时更长。

一、被试

参与者为北京第二外国语学院的 24 名在校学生，全部为女性，被试的年龄集中在 20～30 岁（92.15%），20 岁以下的人数占比为 7.85%。本实验通过快预约小程序在线上招募参与者，要求被试线下参与实验，实验结束后给予其一定的报酬。

二、实验设计与材料

被试首先完成情景任务，刺激材料以录音形式呈现，被要求代入情景角色——宴会主管，认真听录音（实验组 vs 对照组），并完成随后的 Stroop 色词测试。刺激材料为由红、蓝、绿 3 种字体颜色与红、蓝、绿 3 种颜色汉字组合而成的 9 张图片（9 种刺激）：

红：**红**；红；红

蓝：**蓝**；蓝；蓝

绿：**绿**；绿；绿

Stroop 色词测试的目的是测试被试的执行控制功能。采集材料由色义一致的汉字与色义不一致的汉字组成，当判断色义不一致的汉字时被试需要控制汉字语义和颜色不同产生的冲突，从而进行判断，因此需要更长的反应时。色义一致汉字的反应时与色义不一致汉字的反应时的差值反映被试的执行控制功能，差值越小代表执行控制功能越强。

测试由 E-prime 软件呈现（见图 4.1）。首先，屏幕中心出现一个注视点“+”，呈现时间为 400ms，接着呈现刺激材料图片，刺激材料为由红、蓝、绿 3 种字体颜色与红、蓝、绿 3 种颜色汉字组合而成的 9 张图片（9 种刺激），呈现时间为 1700ms。要求被试忽略汉字本身的颜色含义，仅对汉字墨水颜色做出相应的按键反应。练习包括 8 ×3 =24 试次，正式测试包括 9 ×5 =45 试次，测试时间共计 3min。

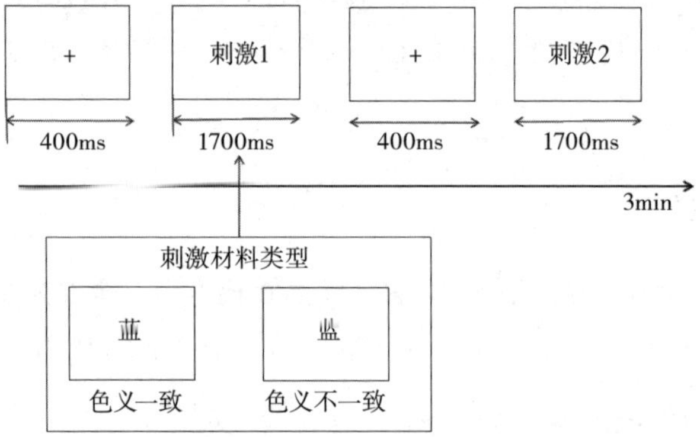

图 4.1　Stroop 色词测试流程

结果分析，共有两种刺激类型——色义一致、色义不一致。一个被试的数据按刺激类型得到两个数据——色义一致的平均反应时、色义不一致的平均反应时。执行控制效应＝RT（色义不一致反应时）－RT（色义一致反应时）。

三、结果及讨论

两组被试采用独立样本 t 检验进行分析，被试的反应时数据见表 4.1。结果显示，两组在平均反应时（$t = -1.125$，$p = 0.273$）、色义一致（$t = 0.968$，$p = 0.344$）、色义不一致（$t = 0.169$，$p = 0.868$）上均无显著差异（见图 4.2）。两组被试在执行控制功能方面存在边缘显著差异（$t = -1.932$，$p = 0.066$）。

表 4.1　不同组 Stroop 色词任务反应时（平均 ± 标准差）

变量	组别	N	平均值/ms	标准差/ms	t	p
色义一致	对照组	12	605.2492	74.83818	0.968	0.344
	实验组	12	634.9500	75.46446		
色义不一致	对照组	12	664.9725	83.35988	0.169	0.868
	实验组	12	670.3592	72.79131		
执行控制	对照组	12	71.7842	45.72880	－1.932	0.066
	实验组	12	35.4092	46.51427		
平均反应时	对照组	12	692.7083	78.19978	－1.125	0.273
	实验组	12	658.5567	70.35677		

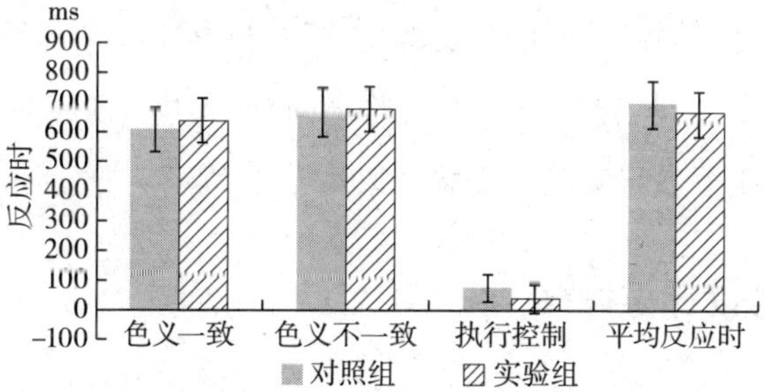

图 4.2　不同组 Stroop 色词任务反应时

由表 4.1 和图 4.2 可以看出，顾客侵犯显著影响员工的注意执行控制功能，对照组在色义不一致任务和色义一致任务中的反应时差异较大，而实验组在色义不一致任务和色义一致任务中的反应时差异较小。可能的原因是对于正常被试来说，色义不一致任务和色义一致任务吸引的注意力不同，色义不一致任务需要耗费更多的注意资源，所需要的反应时更长；色义一致任务较为简单，耗费的注意资源更少，反应时更短。对于实验组来说，被试受到顾客侵犯，影响了注意功能，色义不一致任务和色义一致任务吸引的注意力均较少，所以二者之间的反应时差异减小。通过以上结果可以看出，顾客侵犯影响了员工的注意执行控制功能，受到顾客侵犯的被试注意执行控制功能受损。

第五节 实验二：顾客侵犯对注意广度的影响——Navon字母测试

实验一检验了顾客侵犯对注意执行控制功能的影响。实验二旨在检验顾客侵犯对注意广度的影响。使用酒店工作情境录音材料，要求参与者将自己想象成酒店的宴会主管，参与者被随机分配到实验组和对照组两个组别中。预测实验结果，相较于对照组，顾客侵犯条件下的实验组的被试注意广度更小，即实验组对局部字母反应时更短。

一、被试

参与者为北京第二外国语学院的24名在校学生，全部都是女性，平均年龄为22.66岁（同实验一）。本实验通过快预约小程序在线上招募参与者，要求被试线下参与实验，实验结束后给予其一定的报酬。

二、实验设计与材料

被试首先完成情景任务，刺激材料以录音形式呈现，被要求代入情景角色——宴会主管，认真听录音（实验组 vs 对照组），并完成随后的Navon字母测试。

刺激材料 Navon 字母是由局部大写英文字母组成的整体大写英文字母。整体字母有 O 或 U 组成的 L、H 或 S 组成的 T；局部字母有 L 组成的 U 或 O、T 组成的 H 或 S；对整体字母的反应速度比局部字母更快表明被试是整体聚焦，而对局部字母的反应速度更快则说明被试是局部聚焦。4 个整体和 4 个局部任务随机呈现。8 张刺激图片（含整体刺激 4 张、局部刺激 4 张）如下所示：

整体字母：Lo，Lu，Th，Ts

局部字母：Ul，Ol，Ht，St

Navon（1977）字母任务范式用于测量被试的注意广度（见图 4.3）。首先，屏幕中心呈现一个 400ms 的“+”注视点，然后出现 Navon 字母，呈现时间为 1700ms。被试需要对字母 L 和字母 T 两个字母进行反应，无论整体字母还是局部字母，出现 L 按键盘上的“←”键，出现 T 按键盘上的“→”键，不对其他字母进行反应。练习轮：8×3=24 试次，正式测试轮：8×5=40 试次，测试时间共计 3min。

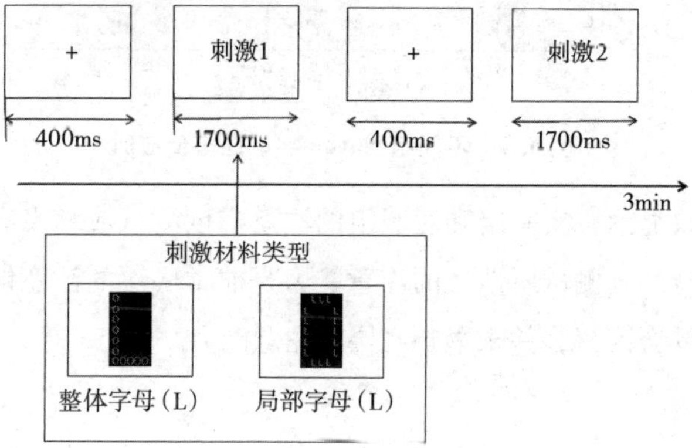

图 4.3　Navon 字母测试流程

Navon 字母测试共有两种刺激类型——整体字母、局部字母，得到两种刺激类型对应的平均反应时，即可得到注意广度的指标值。

三、结果及讨论

独立样本 t 检验结果见表 4.2。在执行 Navon 字母任务中，两组在整体反应时（$t=0.489$，$p=0.630$）、局部反应时（$t=0.268$，$p=0.791$）和平均反应时（$t=0.415$，$p=0.682$）上均无显著性差异（见图 4.4）。可以看出，顾客侵犯并未影响员工的注意广度功能。

表 4.2　不同组 Navon 字母任务反应时（平均 ± 标准差）

变量	组别	N	平均值/ms	标准差/ms	t	p
整体反应时	对照组	12	711.7417	82.08274	0.489	0.630
	实验组	12	696.7500	67.49776		
局部反应时	对照组	12	769.2292	88.94795	0.268	0.791
	实验组	12	759.9708	79.83487		
平均反应时	对照组	12	740.4858	77.81401	0.415	0.682
	实验组	12	728.3608	64.53859		

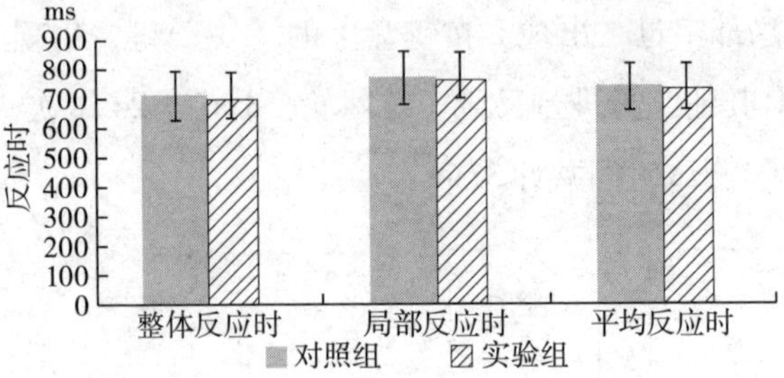

图 4.4　不同组 Navon 字母任务反应时

以上结果显示，实验组和对照组的注意广度测试成绩没有差异，可能的原因是注意广度测试所涉及的注意能力是非常底层的注意能力，顾客侵犯作为一种社会因素，并未影响底层的注意能力。

第六节　实验三：顾客侵犯对注意网络功能的影响——ANT

实验三旨在检验顾客侵犯对注意网络的警觉、定向与执行控制功能的影响。预测实验结果，相较于对照组，顾客侵犯条件下实验组的警觉与定向功能更强，执行控制功能更弱。

一、被试

参与者为北京第二外国语学院的24名在校学生，全部都是女性，平均年龄为22.66岁（同实验一）。本实验通过快预约小程序在线上招募参与者，要求被试线下参与实验，实验结束后给予其一定的报酬。

二、实验设计与材料

被试首先完成情景任务，刺激材料以录音形式呈现，被要求代入情景角色——宴会主管，认真听录音（实验组 vs 对照组），并完成随后的ANT。实验材料为

3种线索类型：无线索、中央线索、空间线索

Flanker 2种类型：一致、不一致

ANT是基于注意网络理论提出的，其认为存在3种不同的注意网络，分别是警觉网络、定向网络和执行控制网络。每种网络都对应着特定的注意功能，并且彼此之间较少重合。警觉网络用来保持一定水平的唤醒和警觉，是指对即将到来的刺激维持高度敏感状态。定向网络使个体可以从较多的感觉输入中选取特定的信息。其包含三个阶段——解离、转移和投入：将注意力从当前的焦点上移开，并转移到新的目标上以及对新的目标的注意。执行控制网络与冲突的监控和解决有关，是指对认知操作进行协调控制和解决反应冲突的能力。

首先，屏幕中心出现一个注视点“+”，呈现时间为400ms；随后，出现线索提示“*”，呈现时间为100ms；接着，中心的注视点呈现400ms，然后在其上方或下方出现5个水平排列的箭头（“上方”或“下方”均指注视点正上方或正下方），呈现时间为1700ms，要求被试正确、迅速地判断中央箭头的方向，并做出相应的按键反应（见图4.5）。

相较于无线索情况，中央线索显示被试目标刺激即将出现，个体的注意能据此线索提前到达并维持警觉状态，所以两者反应时的差值反映个体的警觉能力，该差值越大说明警觉能力越强，即警觉效应（alerting）＝RT（无线索）－RT（中央线索）。

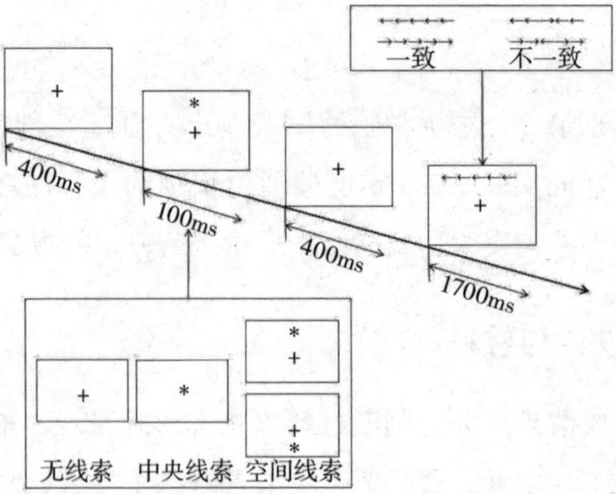

图 4.5　ANT 任务实验流程

空间线索相较于中央线索提示了目标刺激出现的时间与位置信息，两者的差值越大说明定向能力越强，即定向效应（orienting）＝RT（中央线索）－RT（空间线索）。

不一致 Flanker 比一致 Flanker 刺激增加冲突过程，个体需要执行控制网络抑制干扰做出判断，两者差值越小说明执行控制功能越强，即执行控制效应（conflict）＝RT（不一致目标）－RT（一致目标）。

三、结果及讨论

两组被试采用独立样本 t 检验进行分析，被试的反应时数据见表 4.3。结果显示，两组在 ANT 注意网络任务中，在警觉（$t=0.922$，$p=0.366$）、定向（$t=0.215$，$p=0.832$）、执行控制（$t=-0.840$，$p=0.410$）和平均反应时（$t=-0.906$，$p=0.375$）上均无显著性差异，假设 H_1 没有得到支持（见图 4.6）。

表 4.3　不同组 ANT 注意网络任务反应时（平均 ± 标准差）

变量	组别	N	平均值/ms	标准差/ms	t	p
警觉	对照组	12	37.3516	23.2614	0.922	0.366
	实验组	12	28.4654	23.9460		
定向	对照组	12	46.5312	28.6574	0.215	0.832
	实验组	12	44.3924	19.2630		

续表

变量	组别	N	平均值/ms	标准差/ms	t	p
执行控制	对照组	12	87.8291	30.1313	-0.840	0.410
	实验组	12	99.9841	40.0294		
平均反应时	对照组	12	621.3217	54.0194	-0.906	0.375
	实验组	12	644.4725	70.1462		

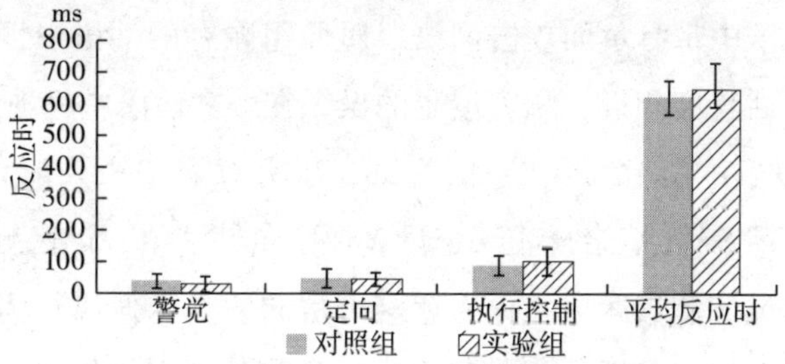

图 4.6　不同组 ANT 注意网络任务反应时

以上结果显示，实验组和对照组的注意网络功能测试成绩没有显著差异，可能的原因是注意网络功能测试所涉及的注意能力也是非常底层的注意能力，顾客侵犯作为一种社会因素，并未影响底层的注意能力。

第七节　实验四：顾客侵犯对记忆功能的影响

一、被试

实验四旨在研究顾客侵犯对员工的记忆产生的影响。参与者为北京第二外国语学院的 55 名在校学生，其中，女性 47 人（85.45%），男性 8 人（14.55%），大部分被试的年龄集中在 20～30 岁（92.72%），20 岁以下的被试占比为 7.28%。本实验通过快预约小程序在线上招募参与者，要求被试线下参与实验，实验结束后给予其一定的报酬。

二、实验设计与材料

参与者到实验室进行实验，被安排完成情景任务与问卷填写两部分。

在情景任务中，被试被要求想象自己是一家星级酒店的宴会主管，并被随机分配到一个情境中（实验组 vs 对照组），接着主试播放由实验材料录制的录音，时长为 2min，此时参与者需要认真听，录音播放完毕后填写问卷，完成记忆以及行为意愿的测量。

本实验以国外学者 Rafaeli 等（2012）研究中真实的顾客侵犯录音为基础，依据酒店情景编写两段顾客与酒店宴会主管对话作为刺激材料，实验组顾客的话语中带有负面攻击词语，对照组顾客的话语中性不呈现负性情绪。两组对话长度相近，顾客侵犯的操纵在顾客话语中呈现。

问卷主要由情绪测量、记忆测试、行为意愿和个人信息四部分组成。情绪测量采用 SAM 情绪自我评定量表评定负性情绪，记忆测试依据实验材料细节信息编制测量题项，行为意愿由负向的员工偏离行为与正向的顾客导向行为共同组成，个人信息部分收集员工的性别、年龄和受教育程度信息。此部分行为测试与第三章的行为测试部分保持一致。

记忆测试的题项基于情景材料细节信息编制，由 5 道单项选择题组成，参与者被要求在 4 个选项中选出唯一的正确答案，选择题由“对话中，顾客提到的活动开始时间是?”等问题组成。计分原则为答对记 1 分，答错不计分，通过计算被试的记忆得分，以得分高低反映被试对实验材料细节的记忆程度。

操纵检验采用中国学者李晓艳和周二华（2012）开发的顾客侵犯行为量表。量表由两部分组成，一部分测量顾客的言语侵犯行为，另一部分测量服务提供者的不公平感知。参与者被要求使用李克特 5 级量表（1 = 完全不同意，5 = 完全同意）来回答“作为宴会主管，在与该顾客的交流中，该顾客对我大吼大叫/用攻击性的言语和口气与我讲话”等问题。

行为测量测定了员工偏离行为和顾客导向行为，分别从消极和积极两个角度测量员工行为表现。员工偏离行为采用 Yi 和 Gong（2008）开发的 6 项量表来测量。参与者被要求使用李克特 7 级量表（1 = 完全不同意，7 = 完全同意）来回答“作为宴会主管，经历该事件后（指录音中的事件），后续为其他客人服务时我会花过分长的时间服务顾客/故意错误地服务顾客”等问题。顾客导向行为采用 Grizzle 等（2009）开发的 4 项量表来测量。参与者被要求使用李克特 7 级量表（1 = 完全不同意，7 = 完全同意）来回答“作为宴会主管，经历该事件后（指录音中的事件），后续为其他客人服务时我会积极听取客户的意见，适当（满意）处理客户投诉”等问题。

三、结果及讨论

采用独立样本 t 检验进行分析，结果显示，对照组和实验组在顾客侵犯感知（$t = 12.315$，$p = 0.000$）、感知公平（$t = -7.602$，$p = 0.000$）、员工偏离行为（$t = 2.521$，$p = 0.015$）上具有显著差异，即相较于对照组，实验组在受到顾客侵犯之后具有更高的顾客侵犯感知、更低的感知公平、更强的员工偏离行为意愿。两组在记忆得分、顾客导向行为上无显著差异（见表 4.4）。

表 4.4　对照组和实验组独立样本 t 检验

变量	组别	N	平均值	标准差	t	p
记忆得分	对照组	27	2.5333	1.79229	0.005	0.996
	实验组	28	2.5357	1.84435		
顾客侵犯感知	对照组	27	1.3452	0.40199	12.315	0.000
	实验组	28	3.1696	0.66075		
感知公平	对照组	25	6.1780	0.86507	−7.602	0.000
	实验组	26	3.6923	1.41476		
员工偏离行为	对照组	25	1.3200	0.37859	2.521	0.015
	实验组	26	1.6276	0.48385		
顾客导向行为	对照组	25	6.4300	0.54256	0.224	0.824
	实验组	26	6.4615	0.46202		

第八节　结论与讨论

为了克服问卷测量的记忆偏差，本章采用行为实验法检验了顾客侵犯对员工的注意功能（注意执行控制功能、注意广度、注意网络功能）以及记忆、组织行为（员工偏离行为与顾客导向行为）的影响。研究结果发现，顾客侵犯影响了员工的注意执行控制功能，顾客侵犯对员工偏离行为具有显著正向影响，顾客侵犯会导致员工具有更强的员工偏离行为，进一步支持了问卷实验的结果。然而，研究表明顾客侵犯行为对员工的其他注意和记忆等认知功能以及顾客导向行为却没有显著影响。

先前的研究表明，应激会损害注意执行控制功能。Kern 和 Grandey（2009）发现顾客侵犯行为作为服务业员工面对的最主要的应激源，对服务业员工的注意功能会产生重要影响。Rafaeli 等（2012）则发现顾客侵犯行为会使员工的记忆功能受损，进而降低对客服务的质量。本书发现，顾客侵犯影响员工的注意执行控制功能，但是对注意广度和注意网络功能没有影响。

研究表明，顾客侵犯行为对员工的其他注意（包括注意广度和注意网络功能）和记忆等认知功能没有显著影响。可能的原因是注意广度和注意网络功能相对于注意执行控制功能是最基础的注意功能，只有达到更高阶的应激程度，才有可能出现此类基础认知功能的变化。注意执行控制功能与被试情绪更加密切相关，所以顾客侵犯会引起员工负性情绪和注意执行控制功能的变化。

本书发现，顾客侵犯行为会影响员工的组织偏离行为，与之前的研究结论一致。Walker 等（2014）研究发现，顾客侵犯行为作为一种社会工作压力会引发员工消极的情绪体验。Zhan 等（2014）的研究也发现，顾客侵犯会引起员工的负性情绪，而员工的情绪调节（如反刍思维和社交分享）则会调节二者之间的关系。其他研究则表明顾客侵犯行为会对同属顾客产生影响，顾客侵犯会引发其报复和破坏行为（Skarlicki and Rupp，2010）。同时，本书将员工偏离行为作为结果变量，丰富了对顾客侵犯行为后果的理解。

本书也具有实践意义。在个人层面上，研究结果有利于员工个人意识到顾客侵犯对自身造成的负面影响，有助于员工采取积极的措施对自我进行调节，合理地控制自身的负性情绪，减轻顾客侵犯对其身心健康的影响；对组织来说，组织能够更加全面地了解顾客侵犯对员工和组织的严重损害，从而有利于企业采取措施舒缓和调节员工的不良情绪，减少员工的偏离行为，增加顾客导向行为，促进组织的高质量发展。

最后，本章四个实验中有三个纳入的实验被试是女性被试。有研究显示，性别可能会影响被试的注意功能（雷铭等，2017），未来的研究应尽可能纳入男性被试，考察顾客侵犯影响员工认知功能和记忆功能是否受到性别影响。同时，本研究相对于问卷调查研究，并未发现顾客侵犯对员工记忆功能的影响，可能的原因是实验室研究纳入的被试较少，样本量小，导致记忆功能的影响未被探测到，未来的研究可以进一步扩大被试量，丰富记忆测量方法，考察顾客侵犯对记忆功能的影响。

综上所述，本书通过实验室实验的方法，控制额外混淆因素，验证了顾客侵犯对服务业员工注意执行控制功能和负性情绪的显著影响，是对问卷研究的有力补充。

第五章

顾客侵犯对员工情绪和生理健康的影响

第一节 引言

第四章研究发现，顾客侵犯可以影响被试的注意执行控制功能和组织行为，本章进一步研究顾客侵犯对员工情绪和生理健康的影响。研究表明，顾客侵犯可能会诱发员工负性的情绪体验，并且顾客侵犯行为频率与报告负性情绪程度显著正相关（Wang et al.，2013；Lee and Madera，2021）。同时，顾客侵犯也可能会引起员工的生理反应异常。顾客侵犯过程中往往伴随着巨大的言语声响，可能会引起员工全身的惊反射。顾客侵犯可能会引起员工惊反射和惊反射前脉冲一致的异常。

惊反射是由突然和强烈的感官刺激引起的全身反射反应，比如强烈的令人吃惊的宽频带噪声（脉冲）和突然的吼叫（Landis and Hunt，1939）。例如，对头部的突然撞击、突然出现的强烈声音刺激激活了人体的听觉、前庭觉和三叉神经觉系统，引发一种强的全身性惊反射活动，这种惊反射的防御机制是在进化过程中形成的保护机制（Yeomans et al.，2002）。惊反射可以为情绪和学习所调节，威胁性刺激（对人类来说可以是恐惧性电影片段，对动物来说可以是与足底电击匹配的刺激）可以增强惊反射，而中性电影片段和悲伤的电影片段则不影响惊反射（Kolodyazhniy et al.，2011）。另外的研究表明，奖赏刺激或者威胁降低的刺激（对人类来说可以是美好的图片，对大鼠来说可以是与奖赏相关的刺激）可以减弱惊反射（Filion et al.，1998）。因此，顾客言语侵犯如何影响被试的惊反射活动值得进一步研究。

惊反射是一种应对威胁性刺激的迅速的自我保护行为，对人和动物适应环境有重要的意义，例如在路上的行人，突然听到汽车鸣笛声会产生惊反射，同时远离汽车。但是，惊反射的出现也会干扰人和动物正在进行的认知和行为活动，给人和动物带来困扰。例如，在大鼠实验中，听觉惊反射会提高大鼠习得性压杆行为的错误率（Hoffman and Overman Jr，1971），人类中听觉惊反射会降低被试在步枪瞄准任务中的正确率（Foss et al.，

1989)。由此可见，惊反射的出现会降低人和动物对重要信息的加工能力。所以，为了适应复杂的环境，人具有一种抑制惊反射的前脉冲抑制功能，可以有效抑制惊反射，对人的生理健康起到保护作用。

为了降低惊反射对重要认知加工的影响，大脑发展出了一种抑制惊反射的机制——惊反射的前脉冲抑制（Prepulse Inhibition，PPI）。中枢神经系统具有的前脉冲抑制功能，可以减弱惊反射带来的不利影响，保证重要心理活动的正常进行。PPI 是指出现在强的惊刺激（Pulse Alone，PA）之前的短时间内（30～500 ms）出现的弱感觉刺激（前脉冲刺激）对惊反射活动的抑制作用（综述见 Hoffman and Ison，1980）。PPI 是一种哺乳动物种系所共有的感觉运动门控机制，在人和动物中都存在。根据对前脉冲抑制解释的“加工—保护”理论，强度变化比较低的感觉信息出现可以引发对该刺激的“瞬时探测反应”，并且自动引发了一个门控过程以削弱对随后的强干扰刺激的加工，直到对前刺激的知觉加工完成（Graham，1975）。因此，本章进一步考察顾客侵犯对员工惊反射、惊反射的前脉冲抑制的影响。

第二节　研究方法

一、被试

本实验旨在研究顾客侵犯对员工的情绪和生理性惊反射的影响。参与者为北京第二外国语学院的 55 名在校学生，其中，女性 47 人（85.45%），男性 8 人（14.55%），大部分被试的年龄集中在 20～30 岁（92.72%），20 岁以下的被试占比为 7.28%。本实验通过快预约小程序在线上招募参与者，要求被试线下参与实验，实验结束后给予其一定的报酬。

二、实验材料和程序

参与者到实验室进行实验，被安排完成情景任务、问卷填写和生理测量（惊反射测试）三部分。在情景任务中，被试被要求想象自己是一家星级酒店的宴会主管并被随机分配到一个情境中（实验组 vs 对照组），接着主试播放由实验材料录制的录音，时长为 2min，此时参与者需要认真听，录音播放完毕后填写问卷，完成记忆以及行为意愿的测量。

本实验以国外学者 Rafaeli 等（2012）研究中真实的顾客侵犯录音为基础，依据酒店情景编写两段顾客与酒店宴会主管对话作为刺激材料，实验组顾客的话语中带有负面攻击词语，对照组顾客的话语中性不呈现负性情绪。两组对话长度相近，顾客侵犯的操纵在顾客话语中呈现。将预实验的实验材料进行提前录制，在实验中以录音形式呈现。

问卷主要由情感反应和个人信息两部分组成。情绪测量采用 SAM 情绪自我评定 3 项量表（任俊等，2012）。参与者被要求使用李克特 9 级量表（1 = 完全不同意，9 = 完全同意）来回答“自身情绪的愉悦度是”“自身情绪的唤醒度是”等问题。负性情绪采用 Shorey 等（2015）编制的负性情绪 8 项量表。参与者被要求使用李克特 5 级量表（1 = 非常轻微或根本没有，5 = 非常强烈）来回答“感受到如下情绪的程度是生气的、暴躁的、心烦的”等问题。

生理测量部分主要测量被试的惊反射。被试坐在安静的房间中（房间的环境噪声低于 40dB SPL），所使用的测量惊反射的设备为人类震惊反射设备（北京天鸣宏远设备公司，北京，中国）。高斯白噪声由 MATLAB 函数库中的“randn（ ）”生成，采样率是 16kHz。惊刺激使用 40ms、104dB SPL 的白噪声来模拟大声的顾客侵犯声音，前脉冲刺激使用 150ms、65dB SPL 的白噪声，背景噪声是 60dB SPL 的白噪声，所有声音由声强计（AU-Dit and System 824，Larson Davis，USA）校正后，经笔记本电脑声卡（VT1705 Audio Codec，5.1 Channel HD Audio）传入耳机（HD 600，SENNHEISER，Germany），均匀入双耳。

被试的惊反射通过导电电极记录右侧眼轮匝肌的肌电活动（EMG）获得（Braff et al.，2001；Graham，1975）。实验所用电极是银氯电极，直径为 4mm，填充导电膏之后，用医用胶带粘贴在右眼轮匝肌附近（见图 5.1）。导电电极共有 3 个，第一个正电极放在右眼瞳孔下约 1cm 处，第二个负电极放在右眼瞳孔正外侧约 2cm 处，第三个参考电极（接地电极）放在右侧耳后乳突处。实验过程中，肌电信号经过高通 10Hz 和低通 500Hz 的滤波，信号幅度放大 4 万倍。同时，记录过程中采样频率是 1000Hz，在惊刺激出现之前 250ms 和惊刺激出现之后 300ms 内采集数据，并保证每个电极的电阻小于 5kΩ。在正式开始实验之前，首先播放 3 个惊刺激声音，观察被试的电极粘贴情况。这个步骤可以保证被试熟悉测试环境，消除恐惧心理，同时可以得知被试对于惊反射是否有反应，排除不反应的被试。之后给被试呈现前脉冲刺激信号，让被试熟悉并确认前脉冲刺激知觉的方向。实验过程中要求被试睁开眼睛，目视正前方屏幕十字位置。

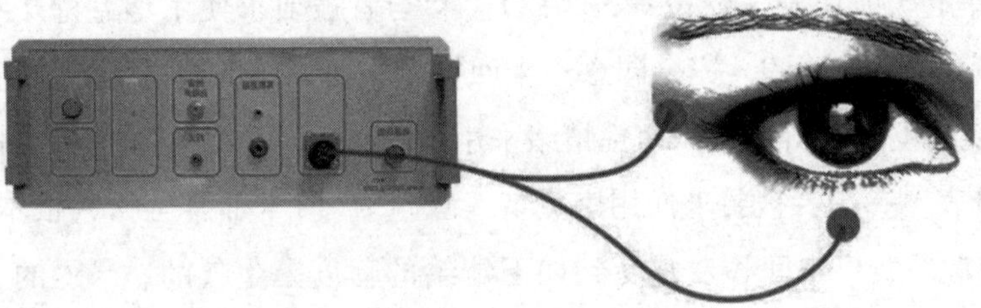

图 5.1　人类惊反射设备示意图

被试按照要求仔细倾听耳内的声音，并默数声音较低的声音个数。16 个试次中，前脉冲刺激结束之后的 120ms 出现惊刺激。另外还有 8 个试次中只呈现惊刺激，不呈现前脉冲刺激。最后 8 个试次只呈现前脉冲刺激，不呈现惊刺激。实验过程中，这 32 个试次随机呈现，试次之间的时间间隔是 15 ~ 25s（平均为 20s）。

三、数据分析

PPI 的值由以下常用的公式算得

$$\text{PPI} = \frac{\text{惊刺激单独呈现时的惊反射幅度} - \text{前脉冲刺激早于惊刺激呈现时的惊反射幅度}}{\text{惊刺激单独呈现时的惊反射幅度}} \times 100\% \tag{5.1}$$

在实验中，我们对每一个试次的惊反射值进行了检查，去除了自动眨眼等引起的肌电反应。其中，如果某个试次中惊反射引起的肌电最大值小于基线值的4倍，则被认为是无效的试次。

本章使用SPSS 26.0进行方差分析，统计检验显著的标准设为0.05。

第三节　研究结果

一、顾客侵犯对负性情绪的影响

采用独立样本t检验进行分析，结果显示，对照组和实验组在负性情绪（$t=6.667$，$p=0.000$）上具有显著差异，即相较于对照组，实验组在受到顾客侵犯之后具有更强程度的负性情绪。

二、顾客侵犯对惊反射的影响

对于没有前脉冲刺激出现、只有惊刺激出现的试次，我们考察了被试的惊反射的值。独立样本t检验结果显示，实验组的惊反射值高于对照组（116.39 ± 38.44；89.73 ± 34.28，$p<0.05$），这说明顾客侵犯可以增强被试的惊反射。

三、顾客侵犯对惊反射的PPI的影响

独立样本t检验结果显示，顾客侵犯条件下前脉冲刺激引起的PPI与对照条件下前脉冲刺激引起的PPI有显著差异（$t=5.169$，$p<0.01$）。顾客侵犯条件下的PPI显著低于对照条件下的PPI，说明顾客侵犯降低了被试的前脉冲抑制水平。

第四节　结论与讨论

本实验首次考察了顾客侵犯对员工情绪和生理健康的影响，首次引入了惊反射和惊反射的前脉冲抑制作为生理指标。研究发现，顾客侵犯

增强了被试的负性情绪体验及惊反射，并降低了被试的惊反射前脉冲抑制水平。这说明顾客侵犯使得员工情绪更加负性，更加易激惹，表现为惊反射水平更高；生理控制功能减弱，表现为惊反射的前脉冲抑制水平降低。

第六章

顾客侵犯影响员工认知和情绪健康的神经机制

第一节 引言

顾客侵犯行为已被证实在工作场所中经常发生，航空、铁路、酒店、移动通信公司的呼叫中心等频繁与顾客互动的服务业是顾客侵犯发生的重灾区。研究报告显示，超七成上述服务业员工在日常工作中遭受过或目睹过顾客侵犯行为（Boyd，2002；Harris and Reynolds，2003）。顾客侵犯的负面影响也被广泛证实，包括负性情绪、记忆衰退（Rafaeli et al.，2012）等。本书通过问卷调查法，发现顾客侵犯影响员工的负性情绪，进而影响员工的积极和消极组织行为。同时，通过实验室研究发现，顾客侵犯影响员工的注意执行控制功能和负性情绪。接下来的问题是，顾客侵犯影响员工认知和情绪的神经相关物是什么？

神经科学技术作为一种新的研究手段，具有客观性高、可视化强、测量实时等特点，弥补了以往访谈法、问卷调查法等研究方法的不足，因此被广泛应用于管理学、经济学、社会学等研究领域。神经科学工具按照测量的生理信号可分为三大类：①记录大脑神经元电活动的工具，如脑电图（EEG）、脑磁图（Magnetoencephalogram，MEG）；②利用磁场或放射性物质追踪大脑代谢活动的工具，如功能性磁共振成像（functional Magnetic Resonance Imaging，fMRI）、正电子发射断层扫描（Positron Emission Tomography，PET）；③测量其他生理活动的工具，如皮肤电（Skin Conductance，SC）、眼动技术（eye tracking）、心率（heart rate）、面部肌电图（Facial Electromyography，Facial EMG）。当然，随着技术的发展，越来越多的神经测量和干预工具应用到工商管理研究中。

以往仅有少量研究采用认知神经方法考察顾客侵犯影响员工认知、情绪和行为的神经机制。一项研究记录了参与者观看顾客抱怨服务失败的视频片段的面部表情，参与者会无意识地展现更多负面的面部表情（如皱眉、快速眨眼等），证明了顾客侵犯事件中情绪传染的发生（Dallimore et al.，2007）。这种情绪传染是无意识地自动发生的，并且可能会进一步引发不文明螺旋（Hatfield et al.，1992）。另有一项研究邀请酒店一线员工和非一线员工参与实验（Choi et al.，2022），运用功能核磁成像来探究大脑感兴趣区域对顾客侵犯行为的反应。习惯化理论认为重复刺激导致反应减弱，酒店一线员工在日常工作中经常受到顾客的侵犯（如愤怒的面部表情、不礼貌的言语等），将产生习惯化，因此习惯化之后再次面对重复的刺激即顾客侵犯行为，大脑将减弱对该刺激的反应。实验邀请了两组人员，一组为一线酒店员工（与顾客互动多，日常工作中遭受顾客侵犯行为较多），另一组为非酒店员工（与顾客互动少），记录其观看愤怒、中性与快乐的面部表情图片时的大脑反应。结果显示，当观看愤怒的面部表情图片时，一线酒店员工组的大脑的各个区域都出现了明显的失活化即习惯化，而观看中性与快乐的面部表情图片时，两者没有显著性差异。综上所述，长期在工作中遭受顾客侵犯的酒店一线员工，其大脑产生了习惯化，表现为对愤怒表情即侵犯行为相关刺激的反应减弱。不过，酒店业一线员工对负性情绪图片的反应减弱，可能是由于长期在工作中遭遇顾客侵犯，产生了负性情绪习惯化。对于进入酒店业不久的新员工，如果尚未发生负性情绪习惯化，那么遭到顾客侵犯后，其看到负性情绪图片时，大脑将产生什么变化呢？

同时，从研究方法来看，顾客侵犯影响的相关研究中多数要求员工回忆经历过的顾客侵犯事件，并进行相关变量如负性情绪、离职意愿等的报告（Sliter and Jones，2016；Daunt et al.，2012）。此种方式受时间与员工对顾客侵犯事件记忆程度的影响，并且停留在记忆中的顾客侵犯事件具有强度大、发生频率低的特点，并不是我们所关注的日常发生的侵犯行为，因此其得到的结果可能是不准确的。多数研究使用横断面方法调查顾客侵犯行为影响具有局限性，因为其基本假设在于员工的想法与感受是每日固定的（Lin et al.，2022），而实际上员工每日的情感状态与行为意图是波动的。最近的研究开始调查酒店员工对顾客不公正行为的瞬时反应（Shi and Huang，2022）。基于此，本章计划采用情景实验法，结合自我报告与神经科学两种测量方法（事件相关电位技术）对顾客侵犯行为影响认知和情绪的神经机制展开研究。

第二节　理论基础与研究假设

一、旅游酒店领域的神经科学研究方法优势

神经生理学测量包含多种解决旅游和酒店相关问题的方法，在旅游和酒店研究中也具有其自身优势。具体而言，神经生理学测量可以通过验证或否定当前理论的假设，或通过完善现有理论为旅游业和酒店业的理论建设提供必要的神经证据，揭示个体的阈下知觉，还可以收集受试者的客观反应和实时反应。

1. 对理论建设的贡献

神经生理学测量可以通过验证或否定理论假设或完善现有理论，为旅游业和酒店业的理论建设提供必要的神经证据。例如，研究表明，在热门电影中出现的旅游目的地随后会有更大的访问量，影视作品的传播将对其经济产生更大的影响。因此，电影被广泛用于目的地营销（Bolan and Williams，2008）。Bastiaansen 等（2018）使用 EEG 发现，在观看了包含旅游目的地图片的电影片段后，当被试在接下来的任务中再次看到相同的图片时，与注意力相关的事件相关电位（Event – Related Potentials，ERP）组件的振幅增加。因此，ERP 可作为一个有用的工具来验证现有的目的地营销理论。

如上所述，Choi 等（2022）的研究发现，与非待客组相比，待客组看到愤怒的面孔与大脑区域的钝化（习惯化）联系更密切。与此同时，调查数据显示，两组人在生活/职业压力方面没有显著差异。作者认为，酒店员工倦怠严重程度的神经生理学测量可以完善情绪失调理论。简言之，神经生理学工具可以通过提供补充神经证据来进一步验证理论，丰富旅游和酒店研究。

2. 观察阈下知觉

传统的研究技术衡量的是可以口头表达的经验。然而，许多认知过程，如注意力（Scott et al.，2019）和情绪（Bastiaansen et al.，2018），都是无意

识控制之外的。神经生理学测量可以检测有意识和无意识状态。基于脑电图数据，Hsu 和 Chen（2020）发现酒店视频中的阈下信息会影响游客的酒店选择，这体现在阈下刺激呈现、脑电图 θ 波带和与酒店选择相关的行为数据之间的显著相关性。Bastiaansen 等（2020）指出，尽管根据自我报告数据，受试者在观看电视广告前后的反应没有差异，但在观看广告后对旅游目的地图片的反应中，与情绪相关的 ERP 组件表现出一种增强效应。因此，在旅游和酒店研究中，神经生理学测量可以阐明无意识如何影响认知和情感。

3. 收集受试者的客观反应和实时反应

神经生理学测量通常用于研究神经系统和理解行为的生物学基础。与传统的行为测量方法相比，神经生理学测量方法在旅游和酒店环境中具有明显的优势。使用自我报告方法的传统行为研究依赖受试者的口头反应。因此，伴随的解释依赖受试者在表达感觉、感知、态度和观点时的诚实报告（Sawyer，2011；Scott et al.，2019）。神经生理学测量方法的一个好处在于能够获得客观和无偏倚的数据。神经生理工具还可以实时跟踪受试者的生理反应，而自我报告数据往往是在受试者处理刺激后获得（在受试者对刺激做出反应和获得相应数据之间存在时间差）。神经生理学测量方法可以更精确地监测个体不断变化的认知过程，如注意力、情绪和决策。

神经生理学测量方法的优点涵盖了研究的多个方面。自我报告研究主要依赖受访者对情绪和态度的主观自我评估，这种评估可能会为认知偏见或社会期望的反应所扭曲；而神经生理学测量方法有效地记录了受试者的潜意识感知，并使研究人员能够收集客观和实时的反应。这两种方法都有助于从学术和实践上理解消费者的真实想法。因此，神经生理学的测量有助于澄清消费者和员工的行为。

二、脑电研究介绍

EEG 作为神经生理学测量的一类工具，提供了一种在大脑中记录电活动的方法（Telpaz et al.，2015）。例如，当观看一个旅游目的地的美丽图片时，参与视觉系统的神经元会更快地放电。这种快速放电会产生更高的电活动，EEG 可以捕捉到这些电活动（Bastiaansen et al.，2018）。EEG 使用放置在头皮上的传感器来测量神经活动产生的电磁场（Bastiaansen et al.，2018；Sawyer，2011）。传感器/电极收集神经元相对于参考电极或共同平均参考（重参考）的整体同步活动。通常，一个配备有 32 ~ 128 个电极的头戴式设备会被放置在头皮上的标准位置。

脑电图数据可以通过两种方式进行分析。第一种是时域分析。刺激事件后将所有试次的反应进行平均，可以得到 ERP。由于大脑中所有的神经元都在不断地放电，与任务相关的单次脑电图信号与背景噪声（信噪比）相对较低，计算出的 ERP 振幅较小——通常只有微伏（Telpaz et al.，2015）。因此，受试者需要观看 30 ~ 100 次相同的刺激或任务，然后在所有任务中将脑电图波进行平均，降低信噪比并揭示与特定任务相关的 ERP（Lopez - Calderon and Luck，2014）。第二种是使用频域分析来评估脑电图数据（Harmoni - Jones and Peterson，2009）。通过这种技术，不同的脑电图频带可以显示不同类型的大脑活动：δ 波段活动（1 ~ 4Hz）发生在深度睡眠期间；θ 波段活动（4 ~ 8Hz）在儿童时期更大，被认为与信息编码和检索有关；α 波段活动（8 ~ 13Hz）可以在一个人醒着或闭着眼睛放松时观察到，与注意状态有关；β 波段活动（13 ~ 30Hz）伴随警觉性和注意力集中；γ 波段活动（ > 30Hz）尚未被完全了解，但似乎与感知有关（Luo et al.，2009）。

脑电图数据分析同样存在局限。当一个人移动头部或眨眼时，产生的电活动频率和与任务相关的脑电图信号在同一范围内。与任务无关的信号被称为伪迹。常见的伪迹包括眼跳、面部肌电图、心电图、皮肤电位和疲劳诱发的 α 波（Lopez - Calderon and Luck，2014）。因此，在数据平均之前，删除与任务无关的伪迹（去伪迹）是至关重要的。

EEG 的一个主要优势是能够在刺激呈现后立即（1 ~ 2ms）检测大脑活动，这一特征被称为高时间分辨率。与 fMRI 相比，EEG 也是非侵入性的，而且相对便宜。其缺点在于空间分辨率较低。虽然多达 128 个电极可以用于记录，但在任何特定电极上发生的 ERP 并不一定意味着该电极下的神经元导致了 ERP，电活动可能会延伸到整个大脑（Sawyer，2011）。

三、运用神经科学的方法对顾客侵犯行为的相关研究

根据文献整理结果发现，目前仅有一项研究运用神经科学的方法探究顾客侵犯对员工大脑内部活动的影响。如前文所述，学者 Choi（2022）运用功能核磁成像来探究大脑感兴趣区域对顾客侵犯行为的反应。研究结果表明，长期在工作中遭受顾客侵犯行为的酒店一线员工，其大脑产生了习惯化，表现为对愤怒表情即侵犯行为相关刺激的反应减弱，即大脑的后扣带回皮层明显失活。

四、顾客侵犯对情绪与注意的影响研究

顾客侵犯已在多项研究中被证实会引发员工的负性情绪，在这些研究中多数实验要求员工回忆经历过的顾客侵犯事件并进行负性情绪的自我报告（Sliter and Jones，2016；Daunt et al.，2012）。此种方式测量负性情绪，受时间与员工对顾客侵犯事件记忆程度的影响，可能是不准确的。近年来，一些学者开始使用情景角色模拟的方式还原顾客侵犯的场景，参与者被要求想象自己是员工角色，并代入角色经历顾客侵犯事件后，对负性情绪进行主观报告（Lee and Madera，2021；Rafaeli et al.，2012）。此种方式解决了负性情绪受时间与记忆程度影响的问题，但其在测量上仍采用主观报告的形式，这可能与真实体验到的负性情绪存在差异。因此，本书认为可以运用 ERP 技术记录与参与者情绪相关的电生理活动，进一步还原其情感体验的真实情况。

本书研究发现，顾客侵犯影响员工的注意执行控制功能，但其影响的神经机制目前尚不清楚。从现有的关于顾客侵犯对认知功能的影响研究来看，其研究结论尚未达成一致。一方面，顾客侵犯被证实会损害员工认知功能中的记忆功能。以色列学者 Rafaeli 等（2012）选取认知功能进行研究，实证了顾客侵犯影响自由回忆、识别记忆与工作记忆，即认知过程中的记忆过程。另一方面，有研究报告了倾听愤怒顾客录音的员工在解决分析性问题上更成功，而在解决创造性问题上更不成功。产生两种结果的原因可能是顾客侵犯行为的强度不同。顾客侵犯是一种应激源，在生理心理

学和认知神经科学领域对应激的研究证明，轻度的应激能增强部分注意功能如警觉、定向，而重度的应激则会损害注意执行控制功能。因此，本书认为可以运用ERP技术记录与其注意相关的电生理活动，揭示顾客侵犯对员工注意功能影响的神经机制。

五、情绪与注意相关的ERP成分

1. N170成分

在颞枕区（尤其是右侧），脑电波在刺激呈现后170ms左右达到负向峰值，被称为N170，是与面部表情识别和处理相关的脑电成分。当以双侧乳突、耳垂为平均参考时，面孔刺激可能会产生显著的正成分，它在150~200ms，位于中央区的中线部位，因此称为顶正电位（VPP）。一般认为，N170成分与人脸识别和注意有关。顾客侵犯行为可能会引发被试对负性情绪面部表情更多的注意力（Sliter and Jones，2016；Daunt et al.，2012）。基于此，本书提出以下假设：

H_1：顾客侵犯引发被试对负性情绪图片更多的注意力，具体表现为实验组观看愤怒情绪图片时N170成分反应更大。

2. P2成分

P2是潜伏期在200ms左右的正向波脑电成分，具有广泛的头皮分布，反映个体对刺激的早期、快速、自动和低水平的加工作用。与中性刺激相比，情绪配价（积极或消极）后通常会观察到较多的P2成分。一般认为，P2成分与情绪反应有关（Bastiaansen et al.，2018）。

顾客侵犯行为中，顾客往往通过语言、面部表情和行为传递其负性情绪并攻击员工。根据情绪传染理论，顾客侵犯也会引发负性情绪的情绪传染。持续的情绪传染会引发潜在的负面影响，可能使员工在后续服务过程中更加容易无意识地捕捉到其他顾客的愤怒情绪，感知到更高程度的负性情绪，即受到顾客侵犯后被试的负性情绪更强。基于此，本书提出以下假设：

H_2：倾听顾客侵犯录音即实验组的负性情绪体验更强，具体表现为实验组观看愤怒情绪图片时P2成分反应更大。

3. LPP 成分

晚期正电位（Late Positive Potentials，LPP）是一种中心对侧最大的广泛正偏转，在刺激开始后 300～800ms 达到最大振幅，可以持续数百毫秒。研究表明，高度唤起的愉快或不愉快图片刺激会引起 LPP 成分增加。在认知任务中，LPP 成分的增加表明对动机相关刺激注意的增加（Schupp et al.，2000）。在一项研究中同一组被试接受不同的情绪调节指令（观看、抑制和增强对不愉快刺激的情绪反应），记录其观看不愉快图片（来自 IAPS）时 LPP 成分的变化，发现当接收到抑制对不愉快情绪反应的指令时，电生理活动显著降低，表现为抑制情绪指令条件下 LPP 成分的波幅显著低于无情绪调节指令组（Moser et al.，2006）。由此可见，LPP 成分能够指示情绪调节活动。因此，LPP 成分与情绪调节有关（Bastiaansen et al.，2018）。基于此，本书提出以下假设：

H_3：倾听顾客侵犯录音即实验组的负性情绪体验更强、情绪调节更多，具体表现为实验组观看愤怒情绪图片时 LPP 成分反应更大。

第三节　研究方法

一、实验目的

检验员工受到顾客言语侵犯后，是否影响其随后观看愤怒、中性与开心面部表情图片时的情绪和注意反应的神经机制。本实验采取组间设计，两个组分别接受顾客侵犯刺激和非顾客侵犯刺激，然后观察不同面部表情图片，并记录其脑电反应。预测实验结果：①相较于对照组，顾客言语侵犯条件下的实验组观看愤怒面部表情图片时感受到的负性情绪更强，表现为 P2 成分、LPP 成分反应更大；②相较于对照组，顾客言语侵犯条件下的实验组观看愤怒面部表情图片时注意程度更高，表现为 N170 成分反应更大。

二、实验对象

实验被试是通过微信群、校园小助手等形式招募的，共计 64 名北京第二外国语学院本科生和研究生，年龄集中在 18 ~ 30 岁（$M = 21.81$，$SD = 2.02$），其中女性被试 53 名，男性被试 11 名。每一名被试都是自愿参与实验，均为右利手，且视力或矫正视力正常，无精神病或神经创伤史，也没有感冒咳嗽等其他身体不适症状。实验于 2021 年 10 月 12 日至 11 月 15 日在北京第二外国语学院人工智能与语言认知实验室进行并完成。在实验开始前，主试告知参与者本研究的实验流程和实验注意事项，明确被试了解实验的安全性，最后要求他们阅读并签署实验知情同意书。在实验结束后，参与者得到一定数额的报酬。所有参与者被随机分配到不同的实验组中，其中有 2 名参与者的数据因设备故障、技术错误和过多的脑电图伪迹被剔除。最终有效数据是 62 名被试的数据。

三、实验材料和流程

在到达脑电实验室后，主试首先向被试介绍了整个过程。正式实验开始前，所有被试都阅读了实验指导语，签署了实验知情同意书。被试坐在温度适宜、安静隔音的实验室内，完成戴电极帽、打导电膏等前期准备工作。

参与者以舒适的姿势坐着，尽量避免过度的头部、身体和眼睛运动产生的伪迹。在正式实验中，被试被随机分到实验组或对照组完成三个阶段的测试，三个阶段测试只有播放录音即顾客侵犯操纵不同，其余材料与任务全部相同。首先完成图片情绪识别任务前测，被试需要观看情绪图片并做出按键反应；接下来被试将听一段关于顾客与宴会主管的对话并被要求代入情景角色——宴会主管，认真听录音（实验组 vs 对照组）；最后一阶段，被试继续想象自己是宴会主管，接下来屏幕上呈现的是其需要服务的顾客的面部表情，被试需判断顾客情绪并做出按键反应。

图片情绪识别任务中，将有 3 种类型的刺激图片，包括愤怒情绪、中性情绪和开心情绪（见图 6.1）。所有图片都在性别和演员之间进行了平衡，每个演员在序列中出现三次，表达每一种情绪。所有刺激均来自卡罗林斯卡定向情绪面部数据库（Karolinska Directed Emotional Faces），共选取90张刺激图片（含愤怒情绪30张、中性情绪30张、开心情绪30张）。记录被试前测与后测两次情绪图片识别任务全过程的脑电数据。

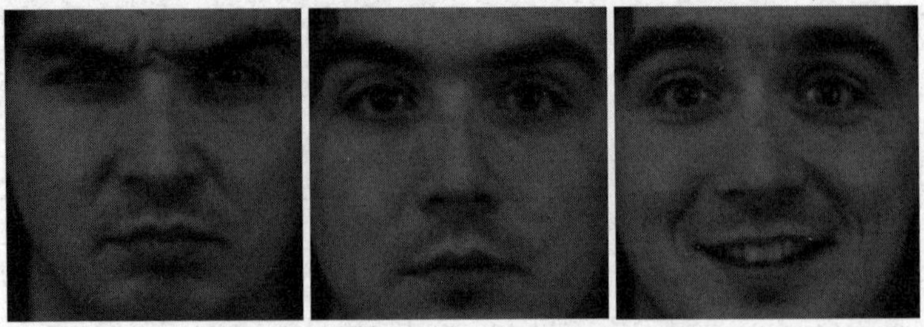

图6.1　刺激材料示例：愤怒情绪、中性情绪、开心情绪

单个试次程序如图6.2所示：首先，屏幕中心出现一个1000ms的“+”注视点，提示被试图片即将呈现，然后出现情绪图片，呈现时间为2000ms。被试需要认真观看并识别呈现图片的情绪，接着屏幕中心出现一个2000ms的“+++”按键页面，被试需要在此时按键反应，愤怒情绪图片按键盘上的“←”键，开心情绪图片按键盘上的“→”键，中性情绪图片不按键盘。练习轮：4×3=12试次，正式测试轮：30×3=90试次，测试共计15min。

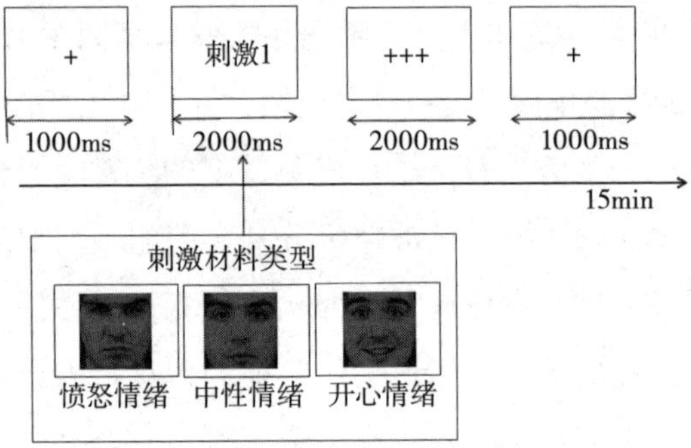

图6.2　图片情绪识别任务流程

四、EEG数据记录

EEG是由德国脑产品有限公司（Germany Brain，Products GmbH）生产的一个弹性电极帽（EASYCAP GmbH）。其64个非极化Ag－AgCI电极记录脑电活动，其中有2个电极放置在双侧乳突，即两侧耳后。所有电极均匀地分布在头皮上，得到的电极配置显示如图 6.3 所示。将 EEG 送入放大器中，在 0.01 ~ 100Hz 的频率范围内放大，阻抗保持在 5kΩ，并以 500Hz 的采样率进行在线数字化。其中有一个电极 CPz 因损坏无法获取脑电信号而被排除在进一步的分析之外。FCz 是在线参考电极，双侧乳突 TP9 和 TP10 作为算术平均的离线参考。为保证参与者的眼电信号被监测到，通过在右眼下方位置和左眼水平位置放置两个电极 FT9 和 FT10，监测垂直眼电图（VEOG）和水平眼电图（HEOG）的轨迹。这些电极测量眼球运动产生的电活动，即眼电图（EOG）被用于离线分析，以检测参与者是否在抑制眼球运动或是在看电脑屏幕。EOG 电极的记录参数与 EEG 电极的记录参数相同。

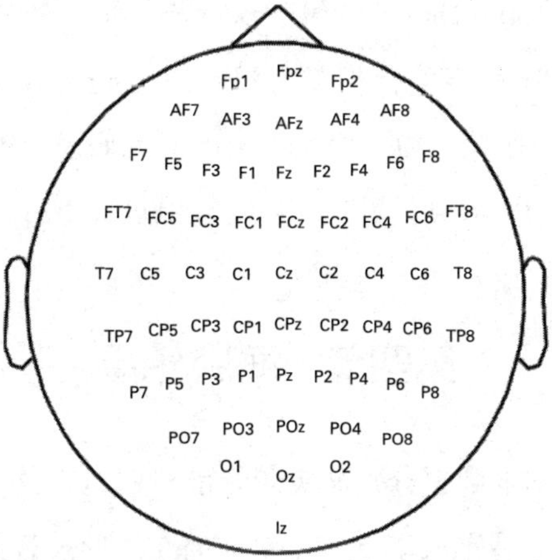

图 6.3 实验中使用的电极配置和电极点

五、ERP 数据分析

在 ERP 数据分析方面，本书使用了 Brain Recorder 软件在线记录 EEG 数据，使用美国 Math Works 公司出品的商业数学软件 Matlab（2017a）离线分析脑电数据。离线时，首先通过对左右乳突 TP9 和 TP10 进行算术平均重新得到重参考电极。然后对脑电波进行 0.05 ~ 30Hz 带通滤波，0.05 ~ 30Hz 是提取与 ERPs 相关频带的标准程序（Lopez – Calderon and Luck，2014）。之后手动剔除眨眼、眼动和肌电等伪迹数据，保证脑电数据真实无污染。对于

63个EEG电极，原始数据被分割成围绕图片开始的1200ms时间段，其中包括200ms的预刺激区间和1000ms的后刺激区间，在该区间内可以测量被试对每张图片的反应（Bastiaansen et al.，2018）。然后以200ms预刺激区间作为基线校正。这一程序纠正了各分段之间的偏移差异，从而使各段平均化进而减少偏差。接下来将被试对每张图片的反应进行平均，以及对每组中的每个参与者的图片脑电反应进行总平均，最终得到被试的脑电波图。

根据文献研究，本研究获得了3个感兴趣区域，每个区域有3个电极：额区（F3、Fz、F4）、中央区（C3、Cz、C4）和顶区（P3、Pz、P4）。之后运用SPSS 22.0软件对每个参与者的这9个具有代表性电极的波幅与潜伏期进行统计分析。本书选取了N170、P2、LPP的脑电成分，N170成分选取了观看图片后160～180ms的时间窗分析振幅，P2成分选取了观看图片后150～250ms的时间窗分析振幅，LPP成分选取了观看图片后350～650ms的时间窗分析振幅。为了检验本书的研究假设，本书运用SPSS 23.0软件对N170成分、P2成分、LPP成分的峰值进行了方差分析（ANOVA）。

第四节 研究结果

对处理完成的脑电数据分别从听录音前对照组（pro－con）、听录音后对照组（con）、听录音前实验组（pro－exp）、听录音后实验组（exp）4个条件进行叠加平均。最后在每个电极点上得到4条总平均线，以Cz电极点总平均图线为例，总平均波形图如图6.4a所示。图6.4b展示了两组被试在听录音前和听录音后，观看愤怒情绪图片时3个脑电成分（N170、P2、LPP）的拓扑图。

一、N170成分

首先，本书以听录音类型（对照组＝0，实验组＝1）和时间类型（听录音前＝0，听录音后＝1）为固定因子，以N170成分平均潜伏期为因变量进行双因素方差分析，结果如表6.1所示。双因素方差结果分析表明，录音类

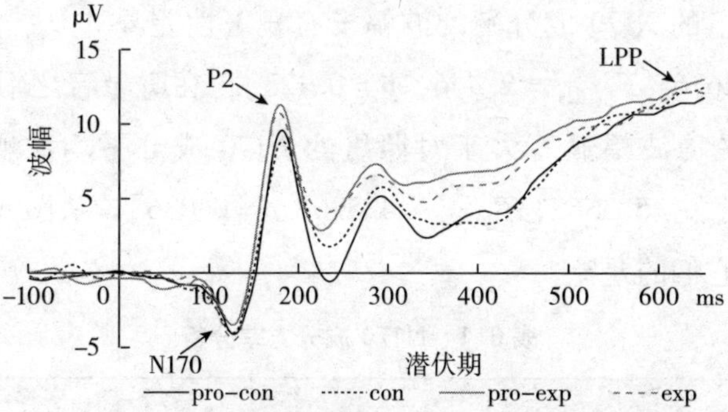

图 6.4a　观看愤怒情绪图片 Cz 电极总平均波形图

注：横坐标表示刺激呈现的时间；纵坐标表示被试的脑电波波幅。

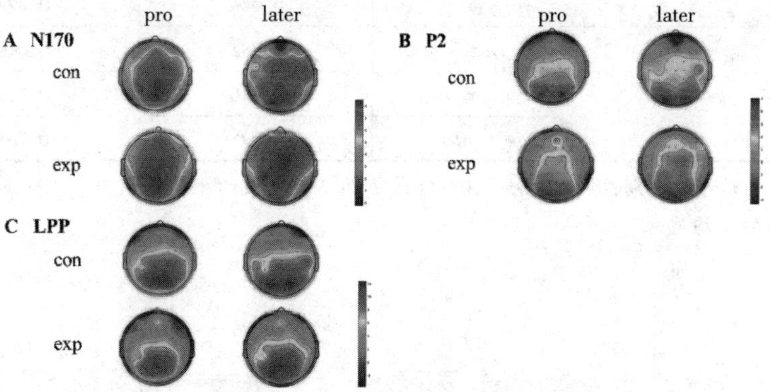

图 6.4b　观看愤怒情绪图片 N170、P2、LPP 成分的拓扑图

型对 N170 成分的平均潜伏期没有显著影响 [$F_{(1,62)}=1.447$，$p=0.231$]；时间类型对 N170 成分的平均潜伏期没有显著影响 [$F_{(1,62)}=0.047$，$p=0.829$]，更为重要的是，录音类型和时间类型对 N170 成分的平均潜伏期的交互作用不显著 [$F_{(1,62)}=0.024$，$p=0.877$]，如图 6.5 所示。

其次，本书以听录音类型（对照组 =0，实验组 -1）和时间类型（听录音前 =0，听录音后 =1）为固定因子，以 N170 成分平均波幅为因变量进行分析，结果如表 6.1 所示。结果分析表明，录音类型对 N170 成分的平均波幅有显著影响 [$F_{(1,62)}=6.782$，$p=0.010$]；时间类型对 N170 成分的平均波幅没有显著影响 [$F_{(1,62)}=0.046$，$p=0.830$]，更为重要的是，录音类型和时间类型对 N170 成分的平均波幅交互作用没有显著作用 [$F_{(1,62)}=0.095$，$p=0.758$]，如图 6.6 所示。简单效应分析表明，在听录音之前，实验组与对照组的 N170 成分平均波幅没有显著性差异 [$M_{pro-con} = 2.9533$，$M_{pro-exp} = 5.2626$，$F_{(1,62)} = 2.446$，$p = 0.123$]；在听录音之后，实验组的 N170 成分平均波幅显著大于对照组的 N170 成分平均波幅 [$M_{对照组} = 2.4269$，$M_{实验组} = 5.3563$，$F_{(1,62)} = 4.596$，$p = 0.036$]。从图 6.6 中可以更直观地看出它们的差异。

表 6.1　N170 成分方差分析

因变量	变量	*F*	*p*
Average - L	*type*	1.447	0.231
	order	0.047	0.829
	type × order	0.024	0.877
Average - V	*type*	6.782	0.010
	order	0.046	0.830
	type × order	0.095	0.758

注：*L* 为潜伏期；*V* 为波幅；*Average - L* 为 9 个电极的平均潜伏期；*Average - V* 为 9 个电极的平均波幅。

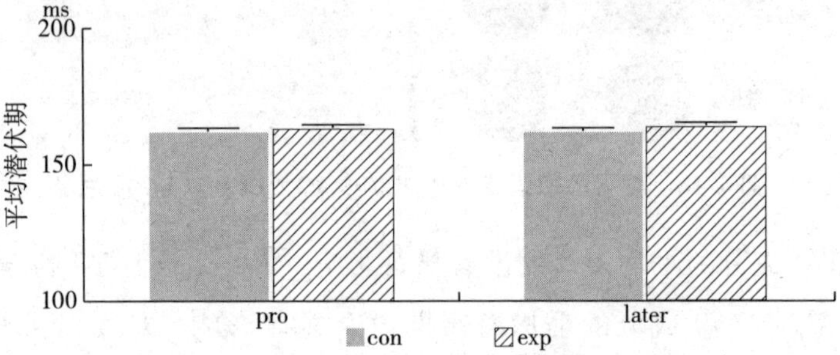

图 6.5　N170 平均潜伏期方差分析

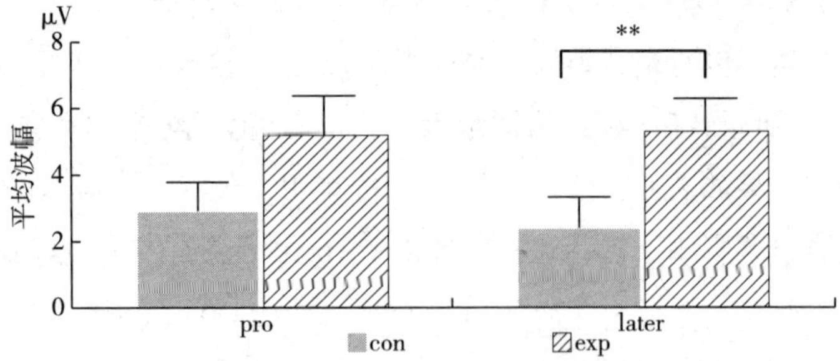

图 6.6　N170 平均波幅方差分析

注：** 代表 $p < 0.01$。

二、P2 成分

首先，本书以听录音类型（对照组 =0，实验组 =1）和时间类型（听录音前 =0，听录音后 =1）为固定因子，以 P2 成分平均潜伏期为因变量进行双因素方差分析，结果如表 6.2 所示。双因素方差结果分析表明，录音类型对 P2 成分的平均潜伏期有显著影响［$F_{(1,62)}=4.304$，$p=0.040$］；时间类型对 P2 成分的平均潜伏期没有显著影响［$F_{(1,62)}=0.876$，$p=0.351$］，更为重要的是，录音类型和时间类型对 P2 成分的平均潜伏期的交互作用不显著［$F_{(1,62)}=0.499$，$p=0.481$］，如图 6.7 所示。简单效应分析表明，在听录音之前，实验组与对照组的 P2 成分平均潜伏期没有显著性差异［$M_{pro-con}=183.7630$，$M_{pro-exp}=180.3264$，$F_{(1,62)}=1.210$，$p=0.276$］；在听录音之后，实验组的 P2 成分平均潜伏期显著小于对照组的 P2 成分平均潜伏期［$M_{对照组}=187.8889$，$M_{实验组}=180.9028$，$F_{(1,62)}=3.153$，$p=0.081$］。从图 6.8 中可以更直观地看出它们的差异。

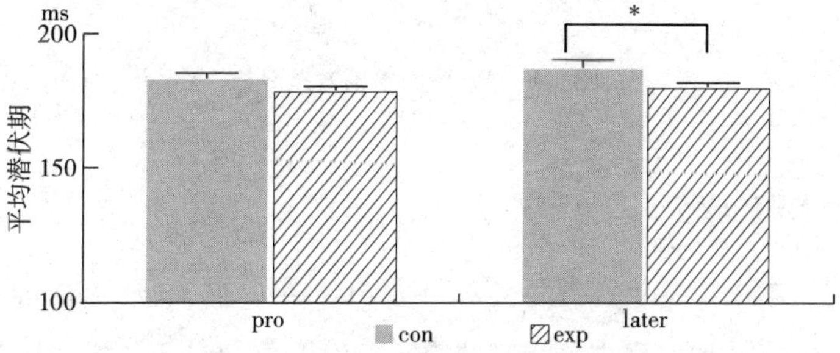

图 6.7　P2 平均潜伏期方差分析

注：* 代表 $p<0.05$。

其次，本书以听录音类型（对照组 =0，实验组 =1）和时间类型（听录音前 =0，听录音后 =1）为固定因子，以 P2 成分平均波幅为因变量进行双因素分析，结果如表 6.2 所示。双因素方差结果分析表明，录音类型对 P2 成分的平均波幅没有显著影响［$F_{(1,62)}=1.657$，$p=0.200$］；时间类型对 P2 成分的平均波幅没有显著影响［$F_{(1,62)}=0.418$，$p=0.519$］，更为重要的是，录音类型和时间类型对 P2 成分的平均波幅交互作用没有显著作用［$F_{(1,62)}=0.072$，$p=0.789$］，如图 6.8 所示。

表 6.2　P2 成分方差分析

因变量	变量	F	p
Average－L	type	4.304	0.040
	order	0.876	0.351
	type × order	0.499	0.481
Average－V	type	1.657	0.200
	order	0.418	0.519
	type × order	0.072	0.789

注：L 为潜伏期；V 为波幅；Average－L 为 9 个电极的平均潜伏期；Average－V 为 9 个电极的平均波幅。

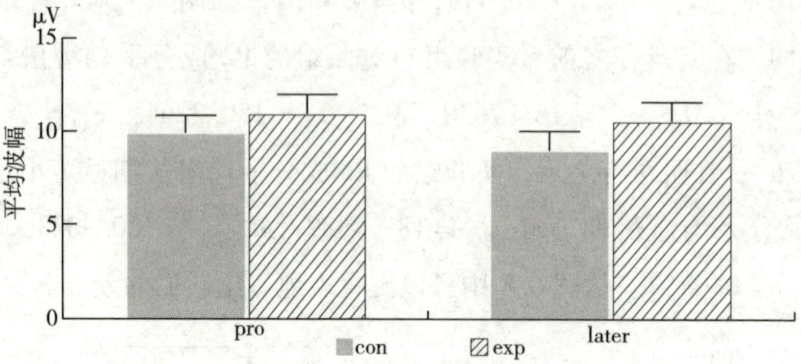

图 6.8　P2 平均波幅方差分析

三、LPP 成分

首先，本书以听录音类型（对照组＝0，实验组＝1）和时间类型（听录音前＝0，听录音后＝1）为固定因子，以 LPP 成分平均潜伏期为因变量进行双因素方差分析，结果如表 6.3 所示。双因素方差结果分析表明，录音类型对 LPP 成分的平均潜伏期有显著影响［$F_{(1,62)}=6.450$，$p=0.012$］；时间类型对 LPP 成分的平均潜伏期没有显著影响［$F_{(1,62)}=0.059$，$p=0.808$］，更为重要的是，录音类型和时间类型对 LPP 成分的平均潜伏期的交互作用不显著［$F_{(1,62)}=0.000$，$p=1.000$］，如图 6.9 所示。简单效应分析表明，在听录音之前，实验组的 LPP 成分平均潜伏期显著小于对照组的 LPP 成分平均潜伏期［$M_{pro-con}=584.7185$，$M_{pro-exp}=558.9653$，$F_{(1,62)}=3.377$，$p=0.071$］；在听录音之后，实验组的 LPP 成分平均潜伏期显著小于对照组的 LPP 成分平均潜伏期 [$M_{对照组}$ =587.1852，$M_{实验组}$ =561.4306，$F_{(1,62)}$ = 3.086，p =0.084]。未进行实验操纵时即播放录音前，两组已经具有显著性差异，且实验操纵后即播放录音后，两组仍具有显著性差异，说明两组被试在 LPP 成分上本身具有差异，而非实验操纵导致差异，因此不应展开进一步分析，即 LPP 成分不具有显著性差异。

其次，本书以听录音类型（对照组 =0，实验组 =1）和时间类型（听录音前 =0，听录音后 =1）为固定因子，以 LPP 成分平均波幅为因变量进行双因素分析，结果如表 6.3 所示。双因素方差结果分析表明，录音类型对 LPP 成分的平均波幅没有显著影响 [$F_{(1,62)}$ =0.609，p =0.437]；时间类型对 LPP 成分的平均波幅没有显著影响 [$F_{(1,62)}$ =0.476，p =0.491]，更为重要的是，录音类型和时间类型对 LPP 成分的平均波幅交互作用没有显著作用 [$F_{(1,62)}$ =0.008，p =0.928]，如图 6.10 所示。

表 6.3　LPP 成分方差分析

因变量	变量	*F*	*p*
Average – *L*	*type*	6.450	0.012
	order	0.059	0.808
	type × *order*	0.000	1.000
Average – *V*	*type*	0.609	0.437
	order	0.476	0.491
	type × *order*	0.008	0.928

注：*L* 为潜伏期；*V* 为波幅；*Average* – *L* 为 9 个电极的平均潜伏期；*Average* – *V* 为 9 个电极的平均波幅。

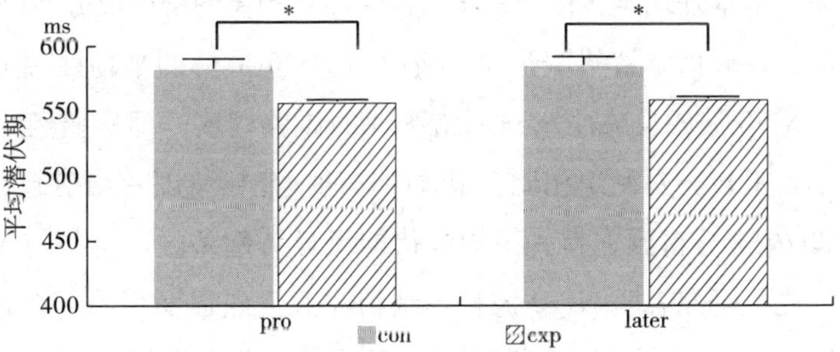

图 6.9　LPP 平均潜伏期方差分析

注：* 代表 $p<0.05$。

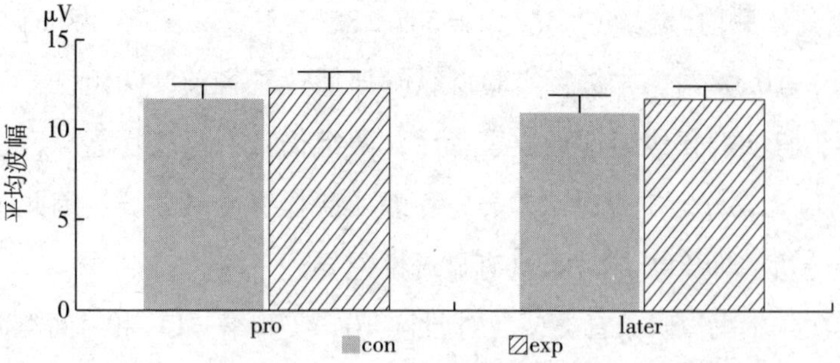

图 6.10　LPP 平均波幅方差分析

第五节　结论与讨论

本章邀请两组被试参加实验，一组为倾听顾客侵犯录音组，另一组为倾听对照录音组，之后请被试观看同样的情绪表情图片。研究结果表明，实验组（顾客侵犯组）相对于对照组，对负性情绪图片的注意反应更强，表现为 N170 成分的波幅更大。同时，实验组对负性情绪图片体验更快，表现为 P2 成分和 LPP 成分的潜伏期更短。本部分脑电实验结果揭示了顾客侵犯影响员工的注意功能和情绪功能的神经机制，顾客侵犯主要影响员工的负性情绪注意 N170 成分以及与情绪体验相关的 P2 成分和 LPP 成分。研究结果显示，顾客侵犯使被试对负性情绪图片的注意更快、反应更强烈，进而影响了被试的短时注意功能和情绪反应，从而可能影响被试的长期身心健康。

首先，本章发现顾客侵犯影响与情绪注意相关的脑电成分 N170。研究结果表明，观看愤怒情绪图片时，实验组 N170 成分的平均波幅显著高于对照组，N170 波幅反映注意到情绪图片的体验程度，即实验组（受到顾客侵犯的员工）与对照组相比，观看同样的愤怒情绪图片会引起更强的注意，假设 H_1 部分得到支持，平均潜伏期无显著性差异。这与前人研究结论一致，先前研究表明 N170 波幅与情绪注意强烈程度相关，观看非常愤怒情绪图片的 N170 波幅显著高于观看一般愤怒情绪图片的 N170 波幅（Sprengelmeyer and Jentzsch，2006）。

其次，本章发现顾客侵犯影响与情绪相关的脑电成分 P2。研究结果表明，观看愤怒情绪图片时，实验组 P2 成分的平均潜伏期显著小于对照组，P2 潜伏期反映对情绪图片的体验程度，即实验组（受到顾客侵犯的员工）与对照组相比，观看同样的愤怒情绪图片时情绪反应更快，假设 H_2 部分得到支持，平均波幅无显著性差异。顾客侵犯也会引发负性情绪的情绪传染。持续的情绪传染会引发潜在的负面影响，使员工在后续服务过程中更加容易无意识地捕捉到其他顾客的愤怒情绪，因此表现为实验组在观看愤怒情绪图片时情绪体验更快，P2 成分的平均潜伏期更短。

最后，本章发现顾客侵犯影响与情绪相关的脑电成分 LPP。研究结果表明，观看愤怒情绪图片时，实验组 LPP 成分的平均潜伏期显著小于对照组，LPP 潜伏期反映对情绪图片的注意程度，即实验组（受到顾客侵犯的员工）与对照组相比，观看同样的愤怒情绪图片时情绪体验更快。但结合听取录音前两组 LPP 成分数据结果，发现在未进行顾客侵犯操纵的情况下，两者在 LPP 成分的平均潜伏期上已具有显著性差异，因此不能判定该差异来源于顾客侵犯操纵，因此假设 H_3 不支持。

总体来说，实验组（顾客侵犯组）相对于对照组，对负性情绪图片的情绪注意更强，表现为 N170 成分的波幅更大。同时，实验组对负性情绪图片体验更快，表现为 P2 成分的潜伏期更短：顾客侵犯使被试对负性情绪图片的注意更快、反应更强烈，进而影响了被试的短时注意功能和情绪反应，从而可能影响被试的长期身心健康。

第七章

顾客侵犯影响员工生理健康的神经机制

第一节　引言

顾客侵犯引起服务业员工诸多改变，如行为异常、负性情绪增加、注意功能改变等，同时，顾客侵犯也能引起员工惊反射生理反应异常。本章集中探讨顾客侵犯过程中员工的惊反射、惊反射的前脉冲抑制及其注意调节的神经机制。

惊反射是由突然和强烈的感官刺激引起的全身反射反应，比如强烈的令人吃惊的宽频带噪声（脉冲）和突然的吼叫（Landis and Hunt，1939）。本书的研究已经发现，顾客言语侵犯作为一种威胁性刺激，可以增强惊反射。

前脉冲抑制（PPI）是指出现在强的惊刺激之前的短时间内（30～500ms）出现的弱感觉刺激（前脉冲刺激）对惊反射活动的抑制作用。根据对前脉冲抑制解释的“加工—保护”理论，强度变化比较低的感觉信息出现可以引发对该刺激的“瞬时探测反应”，并且自动引发了一个门控过程以削弱对随后的强干扰刺激的加工，直到对前刺激的知觉加工完成（Graham，1975）。由于PPI的后果包括通过调节运动/前运动系统减少对惊吓刺激的行为反应，因此PPI通常被认为是人类和动物感觉运动门控的一种操作措施（Lei et al.，2018；Ding et al.，2020）。

虽然调节PPI的基本神经回路主要位于脑干，被认为是自动的，但PPI可以被注意和情绪等高级认知过程自上而下调节（Filion et al.，1993；Du et al.，2011；Ding et al.，2020）。人类心理行为学研究发现，对前脉冲刺激的选择性注意可以调节PPI（Dawson et al.，1993；Dawson et al.，2000；Hazlett et al.，2003，2007）。在Hazlett等（2007）的注意前脉冲刺激范式中，给被试呈现两种频率不同的纯音作为前脉冲刺激，这两种纯音具有不同的时间长度，标准纯音的长度是5s，探测纯音的长度是8s，要求被试默数其中一种音调的探测纯音个数，同时忽略另外一种音调的纯音。这种范式主要是让被试注意其中某一种频率的声音而忽略另外一种频率的声音。在这个 PPI 范式中，当注意前脉冲刺激时，PPI 比被忽略时更大。

然而，在 Filion 等（1993）和 Hazlett 等（2007）的研究中，PPI 的注意调节只能由连续的前脉冲刺激引发，而不能由时间间隔为 120ms 的离散的前脉冲刺激引发（Poje and Filion，2021）。一种可能的解释是，当前脉冲刺激是离散的，持续时间为 20ms 时，参与者无法在 20ms 内区分目标音调和非目标音调。以往使用更长的离散前脉冲刺激（50～150ms）的研究表明，在动物和人类模型中，PPI 可以受到前脉冲刺激的情绪调节（Li et al.，2009；Du et al.，2011；Lei et al.，2014，2018；Wu et al.，2019）。然而，目前尚不清楚长离散前脉冲刺激是否会诱发对 PPI 的注意调节。因此，在本研究中我们首先开发了一种新颖的注意——前脉冲 PPI 范式，此范式中前脉冲刺激是离散的，且前脉冲刺激持续时间设置为 150ms，考察前脉冲抑制是否受到注意调节。

此外，PPI 的时间间隔（Inter－Stimulus Interval，ISI）也受注意影响（Filion et al.，1993；Heekeren et al.，2004；Li et al.，2009；Lei et al.，2018）。时间间隔，是指从前脉冲刺激开始到惊刺激开始的时间间隔，被认为是决定 PPI 的一个非常重要的参数。在 Filion 等（1993）的范式中，PPI 的注意调节发生在 ISI 为 120ms 时，而不是 60ms 或 240ms 的时间间隔。然而，在其他研究中，长时间间隔也被证实能有效诱发 PPI。例如，由恐惧条件反射诱发的 PPI 情绪调节发生在 100ms 的时间间隔（Du et al.，2011；Lei et al.，2014）。因此，研究离散前脉冲刺激诱发的 PPI 是否受到 ISI 的调节同样重要。我们将采用一个新的注意调节 PPI 范式，考察 ISI 设定为 270ms 时，PPI 是否受到注意调节。

此外，有来自动物研究的证据表明，PPI 是由皮质—纹状体—丘脑—桥脑回路调节的（Koch and Schnitzler，1997；Swerdlow et al.，2001）。功能性磁共振成像研究表明，在注意 PPI 条件下，背外侧前额叶皮层、纹状体和丘脑背中核的激活强于忽略 PPI 条件（Hazlett et al.，2008）。然而，目前还缺乏 PPI 注意调节的皮层神经通路研究。最近的一项研究表明，当引入前脉冲刺激和噪声背景之间的知觉空间分离时，PPI 会增强（Lei et al.，2018）。知觉分离可以增强早期皮层对前脉冲刺激的反应（N1/P2

脑电成分），知觉分离诱导的N1成分增加与PPI增加呈正相关关系，而P2成分增加与PPI增加不相关。众所周知，N1/P2脑电成分是早期皮层听觉电位的一组ERP复合体，可以通过各种声音刺激可靠地诱发，如纯音、单音节、噪声爆发（Zhang et al.，2014，2019）。在大多数情况下，N1/P2成分是同时诱发的，但这两种成分被认为来自不同的大脑区域，功能也不同（Woods et al.，1993）。N1成分可能产生于颞听觉皮层区域，包括Heschl回和颞上多感觉区（STP），而P2成分可能揭示中脑网状激活系统的听觉驱动输出，反映多种感觉输入（Crowley and Colrain，2004）。Annic等（2014）的研究表明，刺激驱动的对前脉冲刺激的注意可以影响N1，而对前脉冲刺激的目标导向的注意可以影响P2。Zhang等（2019）曾报道，一个辅音声音/b/和一个元音声音/i/构成的目标声音音节/bi/诱导稳定的N1/P2复合体，而对目标音节的空间注意增强了N1/P2。然而，当目标音节被注意时，P2波而不是N1波受到知觉分离的影响。因此，本研究的第一个目的是注意调节PPI的皮层机制，主要关注前脉冲刺激诱发的两个脑电成分N1和P2。

第二节 研究方法

一、实验被试

18名健康成人（男10名，女8名，平均年龄为21.88岁±1.87岁）参与了本研究。所有参与者均为母语为汉语的右撇子，听力正常（听力阈值<25dB HL，介于250~8000Hz），双侧听力平衡（各频率双耳阈值差异不超过10dB）。参与者因为参与获得了适度的津贴（100元人民币）。1名参与者因为肌电图（EMG）过于嘈杂，50%的试次被剔除，因此数据未被纳入分析。17名参与者被纳入最终的数据分析。

二、实验材料

在PPI实验中，每名参与者都坐在隔音房间里的坐椅上。被试的惊反射通过导电电极记录右侧眼轮匝肌的肌电活动（EMG）获得（Braff et al.，2001；Graham，1975）。实验所用电极是银氯电极，直径为4mm，填充导电膏之后，用医用胶带粘贴在右眼轮匝肌附近。导电电极共有3个，第一个正电极放在右眼瞳孔下约1cm处，第二个负电极放在右眼瞳孔正外侧约2cm处，第三个参考电极（接地电极）放在右侧耳后乳突处。实验过程中，肌电信号经过高通10Hz和低通500Hz的滤波，信号幅度放大4万倍。同时，记录过程中采样频率是1000Hz，在惊刺激出现之前150ms和惊刺激出现之后300ms内采集数据，并保证每个电极的电阻小于5kΩ。在正式开始实验之前，首先播放3个惊刺激声音，观察被试的电极粘贴情况。这个步骤可以保证被试熟悉测试环境，消除恐惧心理，同时可以得知被试对于惊反射是否有反应，排除不反应的被试。之后给被试呈现前脉冲刺激信号，让被试熟悉并确认前脉冲刺激。实验过程中要求被试睁开眼睛，目视正前方屏幕十字位置。

前脉冲为150ms 65dB SPL（A）窄频带噪声，包括前脉冲开始上升时间15ms，结束下降时间15ms，中心频率为200Hz和500Hz。高斯宽频带噪声信号利用MATLAB函数库（the Math WorksInc.，Natick，MA，USA）中的“randn（）”函数合成，采样率为16kHz，然后带通滤波，带宽为1/3倍频，中心频率为200Hz和500Hz。引起惊刺激是持续时间为40ms的104dB SPL（A）白噪声，具有接近瞬时（<1ms）的上升—下降时间。背景噪声为连续的60dB白噪声。所有声信号都由声级计（AUDitand System824，Larson Davis，USA）校准。它们来自笔记本电脑声卡（ATISB450 AC97），并通过耳机呈现（HD265 linear，SENNHEISER，10～25000Hz，德国）。

在头皮脑电图记录实验中，声音信号（实验一中用作前脉冲的200Hz和500Hz窄带噪声）通过Creative Extigy音卡传输，并通过脑电图记录中的两个管式耳塞（ER－3，Etymoti cResearch，ElkGrove Village，IL）呈现给参与者。脑电图记录在配备64通道脑产品系统（Brain Products GmbH，Germany）的消声室（EMI屏蔽听觉检测声学套件）中进行。

三、实验流程

被试到达脑电实验室后，主试首先向被试介绍了整个过程。简单介绍过后被试填写知情同意书，准备开始正式实验。每名参与者都进行了两次正式实验。实验一测试了注意和忽略前脉冲刺激诱发的PPI。实验二记录有注意和忽略前脉冲诱发的EEG。首先进行实验一，然后对每个被试进行实验二。两次实验之间的时间间隔约为40min。

实验一：在PPI实验中，参与者被要求仔细聆听通过耳机呈现的一系列高频窄带噪声（中心频率 = 500Hz）和低频窄带噪声（中心频率 = 200Hz）。其中一半被要求安静地数高频窄带噪声的数量（500Hz），忽略低频窄带噪声（200Hz）。另一半被要求安静地数低频窄带噪声的数量（200Hz），并忽略高频窄带噪声（500Hz）。参与者被告知，在测试过程中可能会出现一种简短的噪声（惊吓刺激），但这与测试无关。

实验开始时，参与者首先听到3次惊刺激，以校准眨眼幅度。然后给出了500Hz窄带噪声的两个例子和200Hz窄带噪声的两个例子。其中一半需要注意500Hz窄带噪声，另一半需要注意200Hz窄带噪声。所有参与者都确认，他们能够分辨出高、低频窄带噪声。

在PPI测试开始时，引入宽带背景噪声（60 dB SPL），进行3min的适应期。在测试过程中，除了前脉冲刺激（500Hz和200Hz窄带噪声，150ms，65dB SPL），一个掩蔽刺激（宽带噪声，0~10kHz，60dB SPL）从两个耳机中连续传送。在有惊刺激的PPI实验中，在前脉冲刺激出现120ms后出现惊刺激（40ms，104dB SPL），前脉冲刺激和惊刺激之间的时间间隔（前脉冲刺激开始和惊刺激开始之间的时间）为270ms。下一个测试试次大约在15s后开始（从10s到20s随机出现）。实验一共使用了3种类型的试次：①16个500Hz窄带噪声 + 惊刺激；②16个200Hz窄带噪声 + 惊刺激；③8次单独惊刺激的实验试次。对于每名参与者，所有40个试次都以伪随机顺序呈现。

实验二：在脑电实验中，采集大脑对前脉冲刺激的响应。在实验二中，只呈现了前脉冲刺激和掩蔽噪声（没有呈现惊刺激）。在脑电图记录过程中，目标声音（实验一中使用的前脉冲刺激）和掩蔽噪声都从两个耳管中呈现。共进行440次试次，每次试次持续时间为2000ms。在440次试次中，200次试次同时呈现200Hz窄带噪声和掩蔽噪声，200次试次同时呈现500Hz窄带噪声和掩蔽噪声，其余40次试次仅呈现掩蔽噪声。总共440个试次被分为2个组块。在一个组块中，200Hz窄带噪声和500Hz窄带噪声试次进行了100次，20次试次为无窄带噪声的掩蔽噪声。单次试次从掩蔽噪声开始，在掩蔽噪声开始后800～1000ms的时间窗内呈现前脉冲（目标刺激）。实验一中的高频窄带噪声（低频窄带噪声）参与者也被要求注意实验二中的500Hz（200Hz）窄带噪声。实验要求被试在听到目标声音时就按下按钮。为了限制眼球的活动，在显示器屏幕的中央会出现一个十字，让参与者观看。被试的任务是默数听到的目标前脉冲刺激（短时噪声）的数目并最后报告。

四、数据分析

PPI值由以下常用的公式计算得到（同第五章）：

$$\text{PPI} = \frac{\text{惊刺激单独呈现时的惊反射幅度} - \text{前脉冲刺激早于惊刺激呈现时的惊反射幅度}}{\text{惊刺激单独呈现时的惊反射幅度}} \times 100\% \tag{7.1}$$

在实验中，我们对每一个试次的惊反射值进行了检查，去除了自动眨眼等引起的肌电反应。其中，如果某个试次中惊反射引起的肌电最大值小于基线值的4倍，则被认为是无效的试次。

使用SPSS 15.0进行方差分析，统计检验显著的标准设为0.05。

五、EEG数据记录与分析

实验采用Brain Products公司生产的64通道脑电记录系统，EEG数据通过BP系统的放大器放大，并使用BP RECORDER软件进行记录。脑电信号的采样率为1000Hz，采样频率为0.05～40Hz，以便减少肌电和皮层活动引起的干扰。参考电极的位置在乳突。在脑电记录之前，记录电极和参考电极的电阻要低于5kΩ。水平眼电的记录电极分别位于双眼外眼角的外侧，垂直眼电的记录电极分别位于左眼正上方和正下方。离线（offline）滤波频率采用30Hz的低通滤波，数据分析选取目标刺激出现之前的100ms到目标刺激出现之后的500ms，并将刺激前的100ms设为基线。手动去除眨眼反射，并将超过±100μV的电位作为伪迹去除。

根据实验假设，对目标刺激诱发的N1、P2成分进行分析。在确定峰值和潜伏期时，采用自动提取以及人工核对的方法，即先找到17名被试在每个条件下的总平均波形的峰值，之后提取该峰值±40ms的范围，在此范围内提取每一名被试的峰值和潜伏期。然后进行人工核对，检查是否有不在该范围内的波峰，并作相应的修改。人工核对时参考Huang等（2008，2009）和Zhang（2014）等对于目标声音所诱发的N1、P2波形及脑区分布的描述。

第三节　研究结果

一、PPI的结果

在实验一中，参与者被要求报告目标前脉冲刺激的数量，以考察参与者对前脉冲刺激的注意。所有17名参与者报告了（16±2）次试次，表明被试对被注意刺激的注意力得到了良好的保持。

17名被试在注意前脉冲刺激条件下的PPI值（纵坐标）和在忽略前脉冲条件下的PPI值（横坐标）如图7.1a所示。注意前脉冲刺激条件下的PPI值大于忽略前脉冲刺激条件下的PPI值（见图7.1a、图7.1b）。配对t检验显示，注意前脉冲刺激诱发PPI（$M=42.84$，$SD=4.42$）显著大于忽略前脉冲刺激诱发的PPI（$M=37.91$，$SD=4.89$）[$t_{(16)}=2.15$，$p=0.047$]。

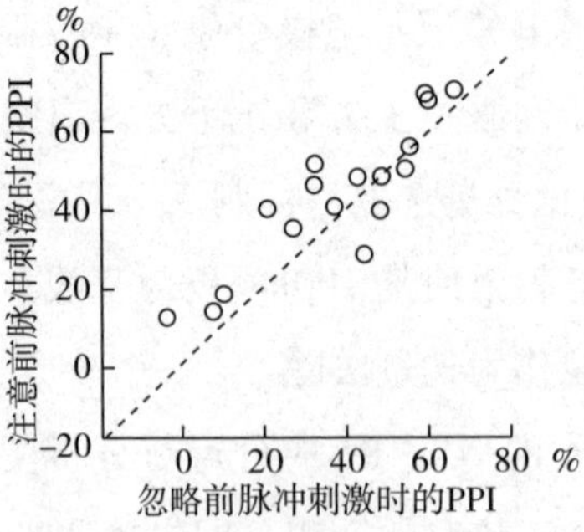

图 7.1a　实验一中 17 名被试的 PPI 值

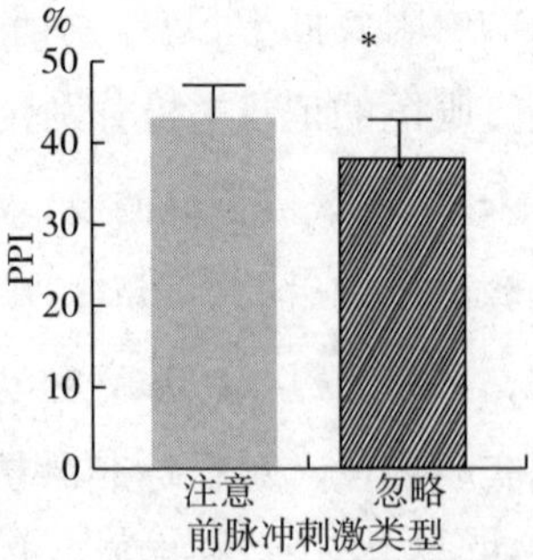

图 7.1b 注意 PPI 和忽略 PPI 条件下的 PPI 平均值

注：*表示 $p<0.05$。

二、前脉冲刺激诱发的 ERP 振幅

图 7.2 显示了注意前脉冲刺激和忽略前脉冲刺激两种条件下 F3、Fz、F4、C3、Cz、C4、CPz 和 Oz 等典型电极的 ERP 波形。N1/P2 成分在额中央电极位置显著，在左右脑半球之间不表现出明显差异。如图 7.2 所示，

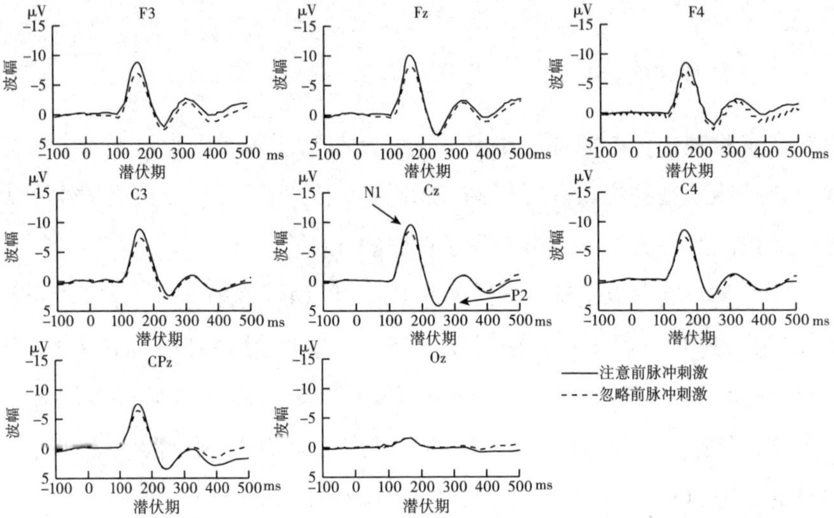

图 7.2　ERP 波形图

注：①注意前脉冲刺激和忽略前脉冲刺激的典型波形图（电极位置 F3、Fz、F4、C3、Cz、C4、CPz 和 Oz）。

②对于 Cz 位点周围的电极，注意前脉冲刺激的平均振幅比忽略前脉冲刺激的平均振幅大。

注意前脉冲刺激比忽略前脉冲刺激诱发了更大的 N1 振幅。相反，P2 振幅不受注意操纵的影响。由于中心部位（Cz）的 N1/P2 成分最为显著（Zhang et al.，2014，2019；Lei et al.，2018），选取 N1 和 P2 的振幅以及 Cz 位点记录的 N1 和 P2 分量的潜伏期进行统计分析。

图 7.3 显示了两种条件下，被试对目标前脉冲刺激的 N1 振幅（见图 7.3a）和 P2 振幅（见图 7.3b）的平均值。一般来说，当前脉冲刺激被注意时，前脉冲刺激诱发的 N1 振幅比被忽略时更大。单独的配对 t 检验表明，注意的前脉冲刺激诱导的 N1 峰值明显大于忽略的前脉冲刺激诱导的 N1 峰值 [$t_{(16)}=2.54$，$p=0.022$]。相比之下，注意的前脉冲刺激诱导的 P2 峰值与忽略的前脉冲刺激诱导的 P2 峰值并无差异 [$t_{(16)}=0.942$，$p=0.36$]。

三、前脉冲刺激诱发的 ERP 潜伏期

图 7.3 还显示了两种条件下，在 Cz 电极上，被试对目标信号的 N1 潜伏期（见图 7.3c）和 P2 潜伏期（见图 7.3d）的平均值。单独的配对 t 检验显示，N1 和 P2 潜伏期不受注意调节的显著影响（p 分别为 0.887、0.333）。

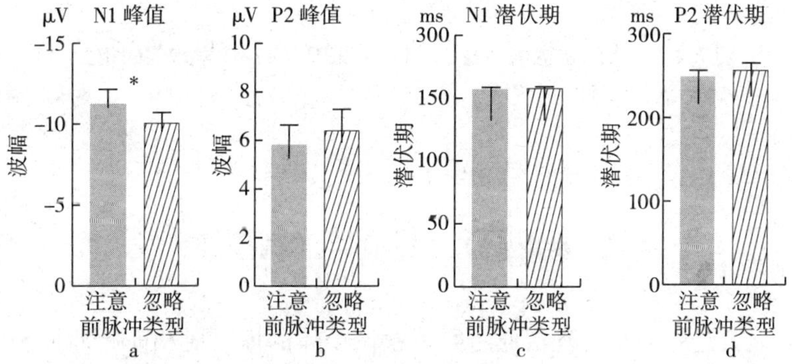

图 7.3　注意前脉冲刺激和忽略前脉冲刺激的 N1（a）和 P2（b）振幅比较，注意前脉冲刺激和忽略前脉冲刺激的 N1（c）和 P2（d）潜伏期比较

注：* 表示 $p<0.05$。

四、PPI 与 ERP 的相关性

图 7.4 显示了 PPI 的注意增强与 N1 峰值幅度（见图 7.4a）和 P2 峰值幅度（见图 7.4b）注意增强之间的相关性。计算 Pearson 相关系数，结果显示，注意诱导的 PPI 增强与注意诱导的 N1 成分增强显著相关（$r = 0.485$，$p = 0.048$，Bonferroni 校正），而与 P2 成分增强不相关（$r = -0.136$，$p = 0.602$，Bonferroni 校正）。

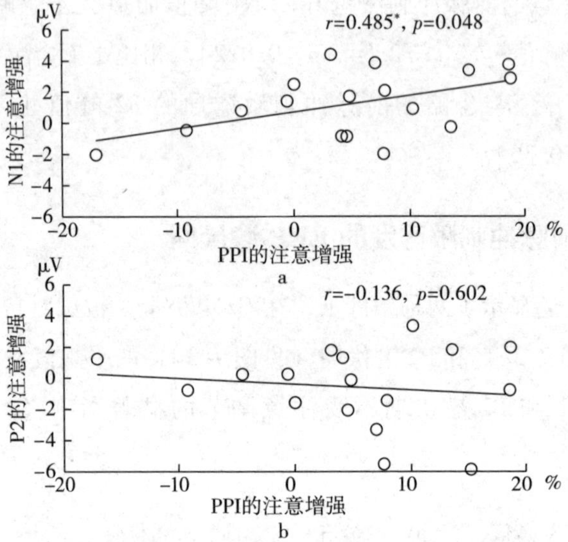

图 7.4　PPI 的注意增强与 N1（a）和 P2（b）注意增强的相关

注：* 表示 $p < 0.05$。

第四节　结论与讨论

本研究进一步从生理层面考察了被试个体的惊反射和前脉冲抑制保护机制及其神经相关物。我们开发了一种新颖的范式来研究 PPI 的注意调节。我们发现离散的 150ms 窄带噪声可作为前脉冲刺激，诱导 ISI 为 270ms 的 PPI，且有注意前脉冲刺激的 PPI 大于忽略前脉冲刺激的 PPI。更重要的是，前脉冲刺激的早期皮层表征（N1/P2 成分）存在注意分离，注意前脉冲刺激诱发的 N1 大于忽略前脉冲刺激诱发的 N1。注意前脉冲刺激诱发的 N1 波幅增强与注意前脉冲刺激诱发的 PPI 增强呈正相关关系，而注意前脉冲刺激诱发的 P2 波幅与忽略前脉冲刺激诱发的 P2 波幅无显著差异。

本研究发现 PPI 的注意增强作用与 Dawson 等（1993）、Filion 等（1993）、Hazlett 等（2003，2007）、Poje 和 Filion（2021）等的研究一致。在这些研究中，连续的 ISI 为 120ms 的前脉冲刺激在注意条件下比忽略条件下能诱发更大的 PPI。然而，这种 PPI 的注意调节在 20ms 的离散前脉冲刺激下消失了（Poje and Filion，2021）。以往使用更长的离散前脉冲刺激（50～150ms）的研究表明，PPI 可以被恐惧条件反射和知觉分离调节（Li et al.，2009；Du et al.，2011；Lei et al.，2014，2018；Wu et al.，2019）。研究发现，当 ISI 为 270ms 时，注意长离散前脉冲刺激（150ms）诱发的 PPI 要大于不注意前脉冲刺激条件下的 PPI。因此，当前脉冲刺激为离散时（如 150ms 窄带噪声），PPI 存在注意调节。

此外，PPI 还受注意过程的影响，这取决于所使用的时间间隔 ISI（Filion et al.，1993；Heekeren et al.，2004；Li et al.，2009；Lei et al.，2018）。在 Filion 等（1993）的 PPI 范式研究中，只有 120ms 的时间间隔在注意时才能增强 PPI。在其他研究中，长时间间隔（100～270ms）可以诱发新的 PPI 范式（Du et al.，2011；Lei et al.，2014，2018；Wu et al.，2019）。本项研究表明，当时间间隔设置为 270ms 时，PPI 的注意调节发生。

先前的研究也发现，前脉冲刺激与噪声掩模之间的感知分离所引起的对前脉冲刺激的空间注意可以增强 PPI。本研究表明，PPI 可以被非空间注意增强。空间注意和非空间注意形式对 PPI 的调节机制有待进一步研究。

本研究的电生理结果表明，与忽略前脉冲刺激相比，注意前脉冲刺激能显著增强早期皮层对目标信号的表征（N1 成分），且 N1 成分的增加与注意引起的 PPI 增加呈正相关关系，而 P2 成分不受注意调节的影响。这一研究结果与 Lei 等（2018）的 ERP 研究一致，表明 N1 和 P2 成分都受到知觉分离的影响，而只有 N1 成分的增加与知觉分离诱发的 PPI 增加相关。Zhang 等（2019）也发现，当目标音节与噪声掩模共同呈现时，N1 只受空间注意的影响，而 P2 同时受知觉分离和空间注意的影响，表明空间注意和知觉分离之间存在 N1 成分和 P2 成分的分离。N1 成分可能产生于颞听觉皮层场（Woods et al.，1993），并受到空间注意和基于特征的注意的影响（Bae and Luck，2018）。P2 成分可能揭示中脑网状激活系统的听觉驱动输出，反映多种感觉输入（Crowley and Colrain，2004）。因此，有报告称 P2 成分反映了更高层次的认知加工，如辨别能力（Lightfoot，2016）。由于本研究中的 N1 和 P2 成分潜伏期不受注意调节的影响，注意主要提升了前脉冲的处理深度，而不是前脉冲的处理速度。因此本研究发现，注意前脉冲刺激和忽略前脉冲刺激之间 N1 和 P2 成分的分离，表明注意增加了前脉冲刺激的早期皮层表征（N1 成分）。

本研究也存在一定的局限性。首先，注意引起的 PPI 增强与注意引起的 N1 成分增强之间虽然存在显著的相关性，但并不表明两者之间存在因果关系。未来的研究可以使用其他神经生理学技术，如 TMS，来研究皮质改变（如 N1 成分）和 PPI 之间的因果关系。其次，先前的研究发现 PPI 受性别（Swerdlow et al.，1993）、吸烟和睡眠剥夺（Kohl et al.，2013）的影响。在未来的研究中，性别、吸烟和睡眠剥夺对 PPI 的影响应被考虑在内。再次，本研究分别进行了 PPI 测试和 EEG 记录。未来，在工程师的帮助下，我们可以尝试将 PPI 设备和 EEG 设备相结合，同时获取 ERP 和 PPI 数据。最后，我们在这项研究中探索了相对较少的参与者。未来的研究可以招募更多参与者来检验 PPI 的注意调节是否对某些被试比其他被试更有效。

综上所述，为了更好地促进服务业长久发展，探索顾客侵犯行为的生理反应及其神经机制十分必要。本书已经证实，顾客侵犯可以诱发被试更大的惊反射和更小的前脉冲抑制。本研究进一步从生理层面考察了顾客侵犯影响生理健康的神经相关物。研究发现，注意可以调节 PPI，注意前脉冲刺激可以提高 PPI，降低惊反射的消极影响。更重要的是，注意对 PPI 的增强作用与注意对脑电成分 N1 的增强作用正相关。以上研究结果为深入理解顾客侵犯引发的员工生理惊反射及其神经机制提供了实证数据支持。

第八章

酒店业员工健康的保护机制

顾客侵犯不仅影响员工的行为健康，也影响员工的认知健康、情绪健康和生理健康。不过，员工的身心健康也有保护机制。本章进一步讨论组织和个人因素对员工心理健康的影响。本研究通过问卷调查探讨组织支持感对酒店员工抑郁的作用、个人—组织匹配的中介作用以及工作年限对组织支持感与抑郁关系的调节作用，揭示了组织和个人层面可以采取的潜在干预措施，以对服务业员工的心理健康产生保护作用。

第一节 引言

俗话说："员工快乐，顾客满意。"员工与顾客之间的互动质量深刻影响着顾客的满意度以及他们对组织正面口碑的分享意愿。在工作场所，员工的心理健康状况在员工与顾客的互动过程中起着至关重要的作用。因此，工作场所中员工的抑郁情况引起了研究者的关注（Yunus et al.，2018），特别是在酒店业（Shani and Pizam，2009；Karatepe and Zargar - Tizabi，2011）。抑郁症，是指持续的负性情绪，无法集中注意力或难以正常工作以及其他相关的抑郁症状（Watanabe et al.，2019）。WHO 预测，截至 2025 年，抑郁症将成为导致人类死亡和残疾的第二位因素（Murray and Lopez，1997），2030 年抑郁症将成为全球疾病负担第一位的疾病。欧盟的一项调查显示，以抑郁症为代表，20% 的劳动力在任何特定时刻都患有某种心理健康障碍（McDaid et al.，2005）。在中国，随着经济社会的快速发展，工作场所的抑郁症更为严重（Yu et al.，2017）。2010 年的一项调查显示，在包括教师、管理人员、研究人员和社区卫生工作者在内的各种职业人群中，抑郁症的平均患病率为 46%（Dai et al.，2010）。

在高压环境下工作，并与客户产生诸多互动的酒店员工，更容易患有多种心理障碍，特别是抑郁症（Shani and Pizam，2009；Karatepe and Zargar - Tizabi，2011）。Shani 和 Pizam（2009）发现，酒店员工表现出中高水平的与工作相关的抑郁症。酒店样本的工作相关抑郁的平均值为 12.5，标准差为 1.92，有 8.7% 的受访者在量表上得分高于中值。Karatepe 和 Zargar -

Tizabi（2011）也发现，阿拉伯一线酒店员工的工作场所抑郁程度较高。酒店业被公认为压力最大、要求最高的行业之一，导致员工容易患上以抑郁症为主的精神疾病。

除了对个体的身体健康和生活质量造成明显损害（Hofmann，2017），抑郁还会引起许多与工作相关的负面后果，包括注意力不集中（Duque and Vázquez，2015）、工作效率降低（Stewart et al.，2003）、工作满意度和绩效降低（Shani and Pizam，2009）以及员工的退缩行为，如缺勤和离职倾向（Podsakoff et al.，2007）。此外，员工抑郁可能会破坏组织气氛，并给组织带来经济负担。因此，管理者有社会和经济理由采取措施，以减轻员工的抑郁症状。认知行为疗法（CBP）是通常用于重度抑郁症患者的一种昂贵且耗时的方法（Yunus et al.，2018），但对工作场所中轻度抑郁患者，组织干预可能更为有效。识别抑郁症的组织前因将为在工作场所抗击抑郁症提供潜在的低成本和可操作的工具。

组织支持感（Perceived Organizational Support，POS）被定义为员工基于对组织奖励其工作表现和满足其社会情感需求的程度的感知，认为其工作组织重视其贡献并关心其幸福感的一般信念（Eisenberger and Stinglhamber，2011；Rhoades and Eisenberger，2002）。根据资源保存理论（Hobfoll，2011），心理资源会补偿日常情感需求工作中资源的损耗，缓解资源过度消耗带来的负面影响。虽然酒店业学者认为心理资源可以缓解情绪疲惫和抑郁（Karatepe and Zargar－Tizabi，2011；Xu et al.，2018），但大量研究将个人资源与工作场所抑郁联系起来。例如，Karatepe 和 Zargar－Tizabi（2011）研究了个人因素的影响、内在动机和积极情绪在减少抑郁症中的作用，旨在识别哪些人易患抑郁症、哪些人拥有适应环境的个人资源（Turner et al.，1999，2004）。遗憾的是，组织因素与个体抑郁之间的关系尚不清楚。组织支持感作为员工最重要的组织资源之一，可能会对抑郁的防治有重要作用。因此，本研究的首要目的是阐明组织支持感与员工抑郁之间的关系。

基于互惠规范，组织支持感会提高员工的组织承诺和工作绩效（Kalidass and Bahron，2015；Casimir et al.，2014），降低员工离职意愿（Guchait et al.，2015）。除对组织的情感承诺外，组织支持感还能进一步增强员工对组织的认知联系。工作嵌入，是指将个人与组织联系在一起的影响和联系网络，而工作匹配作为工作嵌入的重要组成部分，包括对组织环境的舒适度或兼容性的感知。组织支持感与个人—组织匹配之间的正相关关系已被 Dawley 等（2010）证明。另外，大量研究发现个人—环境匹配与幸福感之间存在正相关关系。个体与环境的匹配感知降低了个体感知到的压力水平，从而提高了员工的心理幸福感（Kilroy et al.，2017；Afsar and Badir，2016）。因此，本研究的第二个目的是论证个人—组织匹配在组织支持感和员工抑郁之间的中介作用。

以往研究发现，工作年限会影响心理资源的可得性和可用性（Kraemer and Gouthier，2014；Ng and Feldman，2013）。研究表明，工作年限调节了工作资源与组织自豪感之间的关系，即工作年限长的员工可以使用更多的工作资源来培养组织自豪感（Kraemer and Gouthier，2014；Ng and Feldman，2013）。此外，年龄与工作年限呈正相关关系，被认为是心理健康的一种保护机制（Cabello et al.，2020；Wade and Cairney，2000）。工作年限在组织资源与抑郁之间的调节作用尚不清楚。因此，本研究的第三个目的是假设和检验员工工作年限对组织支持感和抑郁之间关系的潜在重要调节作用。

本研究在以下方面对酒店管理文献做出了贡献。首先，以往的研究集中在个人资源在对抗工作场所抑郁中的作用，本研究通过检验组织资源在缓解抑郁中的作用，对现有研究进行了拓展。其次，本研究探讨了通过个人—组织匹配将组织支持感与抑郁联系起来的途径。最后，本研究检验了工作年限在组织支持感与抑郁关系中的调节作用。本研究的概念模型如图 8.1 所示。

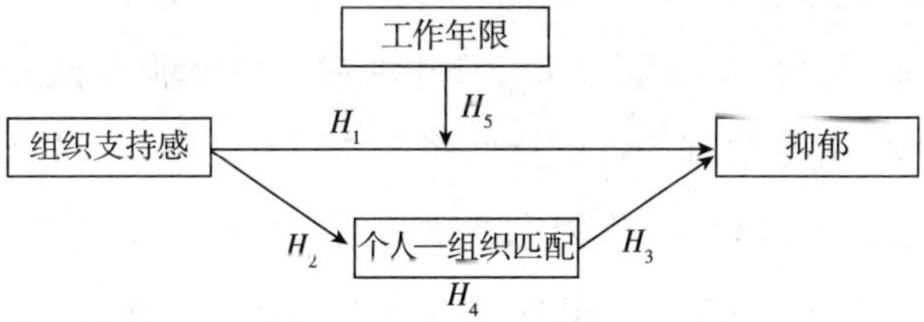

图 8.1　本研究的概念模型

第二节 理论基础与研究假设

一、组织支持感与抑郁

组织支持感是员工的一种普遍信念，即他们对工作组织重视员工的贡献、关心员工的福祉的感知（Eisenberger and Stinglhamber，2011；Rhoades and Eisenberger，2002）。组织支持感能够满足员工的情感和物质需求，如尊重、情感支持、被认可等（Rhoades and Eisenberger，2002）。这种被组织关心和重视的期望增强了员工的信念，即这些组织认可、奖励和欣赏他们的态度和行为。组织的奖励可能以非正式的形式出现，如赞扬或咨询；也可能以正式的形式出现，如晋升或加薪（Wayne et al.，1997）。对组织支持有较高感知的员工会对组织有更多的积极感受（如工作满意度提高、精神状态更加积极和压力减少），也会对组织做出更多的贡献（工作绩效提高）。如果组织没有充分重视员工的贡献，员工的组织支持感会降低。基于此，他们对组织的感激或责任感也会下降。此外，由高组织支持感产生的义务感使员工对组织有更强的情感承诺（Wayne et al.，1997），以及对组织有更强的认知嵌入（Dawley et al.，2010）。

文献普遍支持心理资源会影响员工心理健康的观点，即幸福感（Panaccio and Vandenberghe，2009）、焦虑（Grant - Vallone and Ensher，2001）、抑郁（Liu et al.，2013）等。根据资源保存理论（Hobfoll，2011），心理资源会补偿日常情感需求工作中资源的损耗，以缓解资源过度消耗的负面影响。以往的研究考察了内在动机、积极情感（Karatepe and Zargar - Tizabi，2011）和心理资本（Liu et al.，2013）等个人资源在抗抑郁中的作用，旨在识别哪些个体易患抑郁症以及哪些个体拥有适应环境的个人资源。在我们的研究中，组织支持感作为一种重要的组织资源，将覆盖员工的情感需求；以此为依据，当组织为其服务提供奖励和丰富的机会时，组织支持感高的员工更容易对组织产生依恋（Panaccio and Vandenberghe，2009），更不容易出现长期的生理和心理健康问题，如抑郁、焦虑等（Liu et al.，2013，2015）。如果组织对员工的贡献不够关心，员工的组织支持感会降低，他们更有可能患中、重度的抑郁。综上所述，本研究预期组织支持感与抑郁呈负相关关系，故假设如下：

H_1：组织支持感与员工抑郁呈负相关关系。

二、个人—组织匹配的中介作用

个人—组织匹配（P－O fit），是指人与组织在个性、价值、氛围和目标方面的兼容性（Hoffman and Woehr，2006）。组织支持感可以提升员工对组织的适应感。基于互惠规范，组织支持感不仅会增加员工对组织的情感依恋，还会增加员工对组织的认知联系。根据工作嵌入模型，工作嵌入，是指将个人与组织联系在一起的影响网络或联系网络。个人—组织匹配作为工作嵌入的主要组成部分之一，包括对组织环境的舒适度或兼容性的感知（Mitchell et al.，2001）。由于员工与组织共享的目标是一致的，组织支持感能够激发员工关心组织福利和帮助组织实现目标的义务感，从而使员工体验到更高水平的个人—组织匹配。高组织支持感的个体体验到高水平的个人—组织匹配，因为他们从组织中获得了大量的支持和资源，反过来又希望帮助组织实现其目标，从而增强了与组织的兼容性。相比之下，低组织支持感的个体从组织中获得的支持水平较低，这将降低他们对组织的承诺和归属感，并降低他们与组织的兼容性。因此，组织支持感水平较高、从组织中感受到大量支持的个体，可能会体验到更高水平的个人—组织匹配。

另外，心理紧张并不是单独由人或环境引起的，而是由人或环境之间的契合或一致性引起的（Tong et al.，2015；Brandstätter et al.，2016）。个人—环境匹配理论反映了个人与环境如何共同影响压力和幸福感（De Cooman et al.，2019；Rani and Samuel，2016）。个人与环境的匹配感知降低了个体感知到的压力水平，从而提高了员工的心理幸福感（Kilroy et al.，2017；Afsar and Badir，2016）。研究表明，主观的个人—组织不匹配会导致心理、生理和行为上的紧张。当这种紧张的经历随着时间的推移而积累起来时，人们就会出现严重的心理和生理疾病，如抑郁症（Afsar and Badir，2016；Caplan，1987）。相反，持续而良好的个人—组织匹配可以产生积极的行为结果，如更少的工作倦怠、更多的组织承诺和更高的工作绩效（Hoffman and Woehr，2006）。因此，员工的个人—组织匹配度越高，其心理压力就越小，抑郁症状发生率就越低；而员工个人—组织匹配度越低，抑郁症状的发生率就越高。

最后，可以从认知通路的角度来理解组织支持感对抑郁的影响。抑郁症这一术语不仅指长时间的消极情绪，还包括个体无法集中注意力或无法正常执行功能的认知能力（Watanabe et al.，2019）。以往的研究主要集中在通过情绪通路来缓解抑郁症（Shani and Pizam，2009；Karatepe and Zargar－Tizabi，2011）。Karatepe 和 Zargar－Tizabi（2011）研究了情绪耗竭在个人资源与抑郁之间的中介作用。其他研究也研究了组织支持感与个人—组织匹配之间的关系以及组织支持感与抑郁症之间的关系。然而，通过个人—组织匹配研究组织支持感对抑郁的影响的实证研究目前较少。根据社会交换理论，一个人感知到的组织支持感会增加其与组织的认知联系，从而增强个体与组织的契合度。此外，与组织契合度的增强也会提高个体的心理健康水平和心理幸福感。基于以上的讨论和假设，我们预期个人—组织匹配将起到中介作用，使组织支持感与个人—组织匹配之间存在关联，进而个人—组织匹配又将与抑郁相关。因此，基于以上论证，我们提出以下假设：

H_2：组织支持感与个人—组织匹配呈正相关关系。

H_3：个人—组织匹配与抑郁呈负相关关系。

H_4：个人—组织匹配在组织支持感与抑郁之间起中介作用。

三、工作年限的调节作用

根据资源保存理论（Ford，2007），一个人所能利用的资源越多，就越能更好地适应环境，从而拥有更健康的心理状况。研究心理幸福感和成功老龄化的学者们已经论证了工作年限和年龄在应对抑郁和老龄化方面时起到的保护作用（Cabello et al.，2020；Wade and Cairney，2000；Gu et al.，

2017）。然而，很少有人关注工作年限在组织支持感与抑郁之间的调节作用。已有研究发现，工作年限会影响心理资源的获得和利用（Kraemer and Gouthier，2014；Ng and Feldman，2013；Gu et al.，2017）。Gu 等（2017）研究发现，工作年限较长的员工能够更好地适应管理者的领导风格，促进更多创新行为的产生。此外，年龄与工作年限呈正相关关系，被认为是心理健康的一种保护机制（Cabello et al.，2020；Wade and Cairney，2000）。因此，经验丰富、工作年限较长的员工更有可能使用组织资源，从而减少抑郁症状；而工作年限较短的员工使用各类组织资源的可能性较小，从而导致更严重的抑郁症状。因此，我们预期工作年限会强化组织支持感与抑郁之间的负相关关系。基于以上论证，我们提出以下假设：

H_5：工作年限强化了组织支持感与抑郁的关系。

第三节　研究方法

一、数据收集

本研究选取 228 名在北京市酒店业一线服务的员工作为研究对象。采用方便抽样的方法，在北京举行的一次酒店培训研讨会上，面对面地分发了调查问卷。在对参与者进行简要而完整的研究描述后，参与者签署了知情同意书。本次调查共发放问卷 250 份，实际回收有效问卷 228 份，有效回收率为 91.2%。其中男性占 46.5%，女性占 53.5%。71.5% 的调查对象集中在 25～44 岁年龄组。在受教育程度方面，45.1% 的受访者拥有本科以下学历，53.1% 的受访者拥有本科学历，1.8% 的受访者拥有研究生及以上学历（见表 8.1）。受访者在当前工作的公司的平均任职年限为 6.24 年，范围为 0.1～32 年（$SD=5.72$）。

表 8.1 样本特征描述

人口统计学特征		频数/人	频率/%
性别	男性	106	46.5
	女性	122	53.5
年龄	< 25 岁	29	12.7
	25 ~ 34 岁	94	41.2
	35 ~ 44 岁	69	30.3
	≥45 岁	36	15.8
受教育程度	本科以下	103	45.1
	本科	121	53.1
	研究生及以上	4	1.8

二、研究工具

本研究使用的量表均为中文版本。量表被按照标准程序进行翻译和反译。该调查包含以下部分，每一部分都来源于以往的文献。

1. 组织支持感量表

本研究采用 Eisenberge（1986）等的 36 项工具的精简版本来捕捉员工对组织支持的感知。8 个条目的简短版本被翻译成中文并得到验证（Xu et al., 2005）。参与者被要求对陈述内容的同意程度进行打分，如“我的酒店愿意在我需要特殊帮助的时候帮助我”或“如果可能的话，我的酒店将利用我”（反向编码），并采用李克特 7 级量表（1 = 非常不同意，7 = 非常同意）。本研究中此量表的 Cronbach's α 系数为 0.79。

2. 个人—组织匹配量表

本研究采用 Saks 和 Ashforth（1997）开发的个人与组织匹配量表，共包括 4 个条目（如“你所在的组织很适合你”）。此量表采用 5 点计分（1 = 非常小的程度，5 = 非常大的程度），得分越高说明个人与组织的匹配程度越强。本研究中此量表的 Cronbach's α 系数为 0.82。

3. 抑郁量表

本研究采用流调中心抑郁量表（CES - D），该量表已在中国人群中得到验证（Hong et al.，2010）。量表共有20个条目，采用4点计分，分别描述受访者在过去一周对条目所述内容的感觉频率，从0“很少或没有（少于1天）”到3“大部分或全部时间（5~7天）”。样本项目有“我感到沮丧”“我感到害怕”“我感到人们不喜欢我”“我感到快乐”（反向编码）。本研究中该量表的Cronbach's α系数为0.78。

4. 工作年限

员工被要求报告他们在酒店的任职时间。工作年限以在酒店工作的年数来衡量。

5. 控制变量

由于以往的研究已经表明性别（Hankin et al.，1998）、受教育程度（Ross and Mirowsky，2006）和工作时长（Driesen et al.，2010；Amagasa and Nakayama，2012）可能会对抑郁有影响，因此我们选取性别、受教育程度、工作时长和员工数量作为控制变量。员工数量被控制的原因是其可能影响组织资源的感知和可得性。

三、统计方法

运用Pearson相关分析检验连续变量之间的相关性；采用SPSS 22.0软件进行分层多元回归来检验假设模型，统计显著性定义为$p < 0.05$（双尾）。使用Hayes（2013）提出的PROCESS来分析模型中的间接效应。

第四节 研究结果

一、测量模型检验

为了检验本研究中测量构念的区分度，我们使用Mplus 7.0进行了验证性因子分析（CFA）。结果显示，三因子（组织支持感、个人—组织匹配与抑郁）模型拟合良好，$\chi^2(32)/df = 1.85$，$CFI = 0.97$，$TLI = 0.96$，$RMSEA = 0.06$。该模型中的所有条目均显著加载于其相应的因子上。与3

个因子中任意2个因子组合的3个约束模型相比（见表8.2），假设的测量模型对数据的拟合度显著更好（$45.44 \leq \Delta\chi^2$ [$\Delta df = 2$] ≤ 176.2，$ps < 0.05$）。以上结果证明了我们测量方法的有效性。本研究中组织支持感、个人—组织匹配、抑郁3个变量之间具有良好的区分效度。

表8.2 验证性因子分析结构（N=228）

模型	χ^2	*df*	*CFI*	*TLI*	*RMSEA*
三因子模型：*POS*；*FIT*；*DE*	59.34	32	0.97	0.96	0.06
二因子模型：*POS* + *FIT*；*DE*	104.78	34	0.92	0.89	0.09
二因子模型：*POS* + *DE*；*FIT*	230.11	34	0.78	0.71	0.15
二因子模型：*FIT* + *DE*；*POS*	235.54	34	0.77	0.71	0.16
单因子模型：*POS* + *FIT* + *DE*	277.96	35	0.72	0.65	0.17

注：*POS*表示组织支持感；*FIT*表示个人—组织匹配；*DE*表示抑郁。

由于本研究中的问卷都是自我报告的，我们使用验证性因子分析及Harman单因子法来检验是否存在共同方法偏差问题。单因子模型结果如下：χ^2（35）/df = 7.94，CFI = 0.72，TLI = 0.65，$RMSEA$ = 0.17。单因子模型解释了总方差的24%。如表8.2所示，三因子模型优于单因子模型。因此，共同方法偏差影响较小。

二、描述性统计分析和相关性分析

各变量的平均值、标准差及Pearson相关系数见表8.3。抑郁平均值为13.03，标准差为7.45。根据中华医学会精神病学分会的统计，CES－D问卷得分越高（0～60分），抑郁水平越高（Hong et al.，2010）。CES－D问卷得分低于16分表示“无抑郁倾向”，高于16分表示“有抑郁倾向”。在本研究的样本中，有65人得分高于16分（共228人），抑郁率为28.5%。

表8.3 描述性统计分析和相关性分析（N=228）

变量	*M*	*SD*	1 性别	2 受教育程度	3 工作时长	4 员工数量	5 工作年限	6 组织支持感	7 个人—组织匹配
1 性别	—	—							
2 受教育程度	1.63	0.49	0.11						

续表

变量	M	SD	1 性别	2 受教育程度	3 工作时长	4 员工数量	5 工作年限	6 组织支持感	7 个人—组织匹配
3 工作时长	45.66	18.54	-0.09	0.01					
4 员工数量	34.99	45.61	0.02	0.32**	-0.11				
5 工作年限	6.24	5.72	0.03	-0.08	0.01	0.21**			
6 组织支持感	4.84	0.93	-0.02	-0.11	-0.02	-0.04	0.02		
7 个人—组织匹配	3.53	0.64	-0.03	-0.01	-0.09	0.01	0.02	0.64**	
8 抑郁	13.03	7.45	-0.07	-0.05	0.01	-0.04	-0.19**	-0.24**	-0.27**

注：**表示 $p<0.01$。

结果显示，组织支持感与个人—组织匹配呈正相关关系（$r=0.64$，$p<0.01$），组织支持感与抑郁呈负相关关系（$r=-0.24$，$p<0.01$），个人—组织匹配与抑郁也呈负相关关系（$r=-0.27$，$p<0.01$），工作年限与抑郁呈负相关关系（$r=-0.19$，$p<0.01$）。性别、受教育程度、工作时长、员工数量与其他变量均无相关性（$p>0.05$）。相关分析为进一步的假设检验提供了初步证据。

三、假设检验

本研究使用逐层回归分析来检验研究假设。表 8.4 的结果显示，在对控制变量（性别、受教育程度、工作时长）进行控制后，组织支持感与抑郁显著负相关（$B=-2.02$，$p<0.05$），假设 H_1 得到验证。组织支持感与个人—组织匹配显著正相关（$B=0.43$，$p<0.05$），假设 H_2 得到验证。个人—组织匹配与抑郁显著负相关（$B=-3.23$，$p<0.05$），假设 H_3 得到验证。

表 8.4　逐层回归分析进行中介效应检验（$N=228$）

变量	个人—组织匹配		抑郁			
	模型 1	模型 2	模型 3	模型 4	模型 5	模型 6
截距	3.86*	1.55*	15.34*	28.47*	26.01*	29.06*
性别	-0.03	-0.02	-0.83	-1.26	-0.88	-0.94
受教育程度	-0.09	-0.01	-0.63	-0.87	-1.04	-1.05
工作时长	-0.003	-0.002	0.001	-0.010	-0.001	-0.006
员工数量		0.001	-0.005	-0.003	-0.006	-0.005
组织支持感		0.43*			-2.02*	-1.16+
个人—组织匹配				-3.23*		-1.96*
R^2	0.01	0.42	0.01	0.08	0.07	0.10
ΔR^2	0.01	0.41*		0.07*	0.06*	0.03*

注：报告非标准化系数。*表示 $p<0.05$，+表示 $p<0.1$。

假设 H_4 提出了个人—组织匹配在组织支持感与抑郁之间起中介作用。运用 Hayes 提出的 PROCESS Macro 方法来检验间接效应。基于 5000 次 Bootstrapping 抽样的检验结果表明，组织支持感通过个人—组织匹配对抑郁的间接效应为 -0.88，其 95% 置信区间为 [-1.82, -0.01]，不包括 0。因此，个人—组织匹配在组织支持感与抑郁之间起中介作用，假设 H_4 得到验证。

假设 H_5 提出工作年限强化了组织支持感与抑郁的关系。如表 8.5 所示，预测的交互作用（组织支持感×工作年限）在预测抑郁方面具有统计学意义（$B=-0.93$，$p<0.05$）。模型 3 中 R^2 有显著的增量（$\Delta R^2=0.015$，$p<0.05$）。

表 8.5　逐层回归分析进行调节效应检验（$N=228$）

变量	抑郁		
	模型 1	模型 2	模型 3
截距	12.85*	12.85*	12.87*
性别	-0.41	-0.38	-0.32
受教育程度	-0.31	-0.48	-0.47
工作时长	0.01	0.04	0.01
员工数量	-0.24	0.04	0.08

续表

变量	抑郁		
	模型 1	模型 2	模型 3
组织支持感		-1.77*	-1.87*
工作年限		-1.39*	-1.39*
组织支持感×工作年限			-0.93*
R^2	0.008	0.098	0.113
ΔR^2		0.090*	0.015*

注：报告非标准化系数。*表示 $p<0.05$。

图 8.2 显示了交互模式。简单斜率检验表明，与员工工作年限较短（低于均值 1 *SD*，简单斜率为 -0.94，$p<0.01$）相比，员工工作年限较长（高于均值 1 *SD*）时，组织支持感与抑郁的负相关程度更高（简单斜率为 -2.81，$p<0.01$）。综上所述，研究结果表明，工作年限强化了组织支持感与抑郁的关系，即组织支持感对抑郁的影响通过工作年限增强，支持假设 H_5。

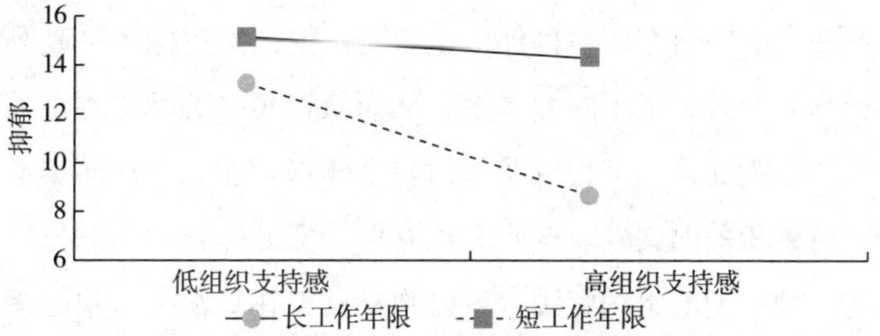

图 8.2　工作年限的调节效应

第五节　结论与讨论

本章的研究结果表明，在中国的酒店业员工样本中，组织支持感对抑郁有负向作用，并且组织支持感通过个人—组织匹配在组织支持感与抑郁的关系中发挥中介作用。此外，工作年限调节了组织支持感与抑郁之间的关系。本研究通过检验组织资源在缓解抑郁方面的作用，并通过个人—组织匹配的中介作用和工作年限的强化作用，研究组织支持感与抑郁之间的联系路径，丰富了酒店管理领域的文献。本章提示了组织层面酒店业员工心理健康的保护机制。

一、理论意义

研究结果表明，组织因素如组织支持感和个人—组织匹配与抑郁呈负相关关系，并且个人—组织匹配在组织支持感和抑郁之间起中介作用。作为两个重要的组织因素，组织支持感和个人—组织匹配可以减轻抑郁症的严重程度，这与其他研究一致（Liu et al.，2013；De Cooman et al.，2019）。Liu 等（2013）研究发现组织支持感可以通过心理资本的中介作用降低抑郁的发生概率。Edwards 等（1998）证明了个人—组织匹配与抑郁之间具有密切关系。虽然已有研究考察了个人资源与工作相关抑郁的关系，但组织支持感与抑郁的关系尚不清楚，尤其是个人—组织匹配在组织支持感与抑郁关系中的中介作用。本研究首次证明组织支持感可以通过个人—组织匹配的中介作用对抑郁产生影响。组织支持感水平越高的个体会体验到越高的个人—组织匹配水平，从而获得越强的幸福感。因此，我们深入研究了组织支持感是否以及如何与个体抑郁相关，从而丰富了与抑郁和组织支持感相关的文献。本研究也有助于资源保存理论的发展。组织支持感作为一种典型的组织资源，可以弥补员工在日常工作中心理资源的损耗，提升个人与组织之间的匹配度，从而缓解抑郁症状。

此外，我们的研究结果还表明，工作年限对组织支持感与抑郁的关系有调节作用。这一发现与之前研究工作年限和年龄的调节作用的结果一致。Ng 和 Feldman（2013）发现年龄和工作年限密切相关，有助于创新相关行为的产生。Kraemer 和 Gouthier（2014）研究表明，工作年限调节了工作资源与组织自豪感之间的关系。Wade 和 Cairney（2000）发现年龄与抑郁呈负相关关系。因此，本研究发现工作年限强化了组织支持感对抑郁的负向影响。除调节作用外，我们还发现工作年限与抑郁呈显著负相关关系，表明工作年限可能是心理健康的一种保护机制。

二、管理启示

本研究揭示了对管理实践的若干启示。首先，提高组织支持感和个人—组织匹配的心理干预将是最成功的。其次，由于抑郁情绪受工作年限的影响，而工作年限又与年龄密切相关，人力资源管理者不应排除聘用工作年限较长的员工的可能性。正如 Ng 和 Feldman（2013）所证明的，年龄和工作年限对创新相关行为并没有负向影响。本书与 Kraemer 和 Gouthier（2014）、Ng 和 Feldman（2013）、Wade 和 Cairney（2000）的研究一致，认为年龄可能是心理健康的一种保护机制。因此，在人力资源部门的选择和招聘过程中，应该消除对年龄较大应聘者的歧视。

三、研究局限性与未来研究方向

本研究存在以下局限性。第一，仅使用了自我报告问卷，必须谨慎对待常用方法的偏差。从多个来源收集数据将有助于在未来使此类潜在问题最小化。第二，非实验性研究设计因果推断性弱。为了进一步证实假设，建议进行多次数据收集，甚至是操纵中介变量的干预设计（Gan，2020）。第三，根据资源保存理论，组织资源和个人资源都有助于降低工作倦怠。因此，在未来的研究中，将这些工作资源结合起来对抗抑郁症会更加全面和富有成效。本研究有助于研究组织资源与抑郁之间的作用机制，并指出了个人—组织匹配的中介作用，以及工作年限的调节作用，这有助于酒店管理者为员工制定干预方案。

第九章

总结和展望

第一节　主要结论

一、酒店业顾客侵犯影响员工健康的时间动态性模型

酒店业作为典型的服务行业，员工面临的顾客侵犯已经成为他们最主要的压力源。顾客侵犯可能引起酒店员工工作退缩（员工的迟到、缺勤）、职位退缩（离职率高）和服务质量降低等诸多问题。更为重要的是，顾客侵犯引起员工健康相关问题，可能是造成其他负面影响的重要“催化剂”。本书综合运用问卷调查、实验研究和脑电研究方法，深入考察了酒店业顾客侵犯影响员工行为健康、认知健康、情绪健康和生理健康的内在机制，提出酒店业顾客侵犯影响员工健康的时间动态性模型（见图 9.1）。

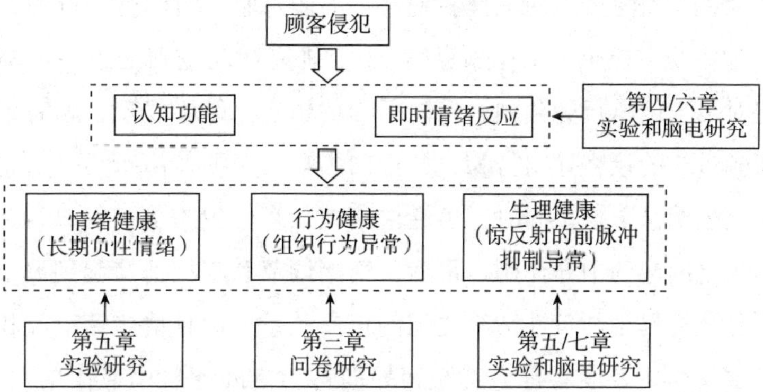

图 9.1　酒店业顾客侵犯影响员工健康的时间动态性模型

本书研究发现，顾客侵犯行为对员工健康的影响存在时间动态性和层次性。短时间内的侵犯行为影响服务业员工的认知功能（如瞬时注意功能）和即时情绪反应（如对负性情绪图片反应更强），这是顾客侵犯影响员工健康的第一个层次。之后，随着时间的增长和程度的加深，侵犯行为可能引发员工认知功能代偿失效、情感耗竭，进而长期损害员工的情绪健康（长期负性情绪）、行为健康（组织行为异常）和生理健康（惊反射的前脉冲抑制异常），这是顾客侵犯影响员工健康的第二个层次。同时，认

知功能的缺损（如注意障碍）和即时情绪反应异常往往早于行为、生理和心理问题症状的出现（雷铭等，2017），因此，对于顾客侵犯诱发的认知和情绪异常的早期识别和干预，对于维护员工身心健康、降低顾客侵犯的不良影响尤为重要。本研究从短期的认知功能和情绪反应以及长期的行为健康、情绪健康、生理健康两个层次出发，研究顾客侵犯对员工健康多个维度的影响，丰富了对顾客侵犯与员工健康之间影响机制的理解，有助于提出针对性更强、干预更早、效果更好的对策建议。

二、顾客侵犯影响员工行为健康

根据WHO对健康的定义，社会关系健康是健康的重要维度，其中组织行为健康是员工社会关系健康的重要表现。本部分采用问卷调查法，探索顾客侵犯行为对员工组织行为的影响及其机制。以往关于顾客侵犯行为的文献主要关注员工的工作表现（如离职意愿、消极怠工行为）和心理健康（如主观幸福感、工作满意度）。本研究在此基础上进一步检验了顾客侵犯对员工偏离行为和顾客导向行为的影响。结果发现，顾客侵犯行为负向影响员工的顾客导向行为，并正向影响员工的偏离行为，对组织的有效运营产生消极影响。同时，负性情绪在顾客侵犯与员工偏离行为、顾客导向行为之间起到中介作用。最后，情绪调节和积极情绪起到调节作用，能够弱化顾客侵犯与负性情绪之间的正向关系，而且情绪调节和积极情绪在负性情绪与员工偏离行为、顾客导向行为之间起着调节作用。可以看出，顾客侵犯影响员工的组织行为，负性情绪在其中起到重要的中介作用，情绪调节和积极情绪起到调节作用。未来可以充分发挥情绪调节和积极情绪的作用，降低顾客侵犯对员工组织行为的消极影响。

三、顾客侵犯影响员工认知健康

顾客侵犯行为对员工身体和心理健康的影响可能存在时间动态性：短时间内的侵犯行为影响服务员工的认知功能（如注意等），顾客侵犯行为的不断出现可能会引发员工情感资源的耗竭，进而长期损害员工的情绪健康以及组织行为。本研究采用实验法检验了顾客侵犯对员工的注意功能

（注意执行控制功能、注意广度、注意网络功能）以及记忆的影响。第四章实验一通过 Stroop 色词测试，讨论顾客侵犯对员工注意执行控制功能的影响；实验二通过 Navon 字母测试，考察顾客侵犯对员工注意广度的影响；实验三通过 ANT，系统考察顾客侵犯对员工注意网络功能的影响；实验四通过外显记忆测试，考察顾客侵犯对员工记忆功能的影响。研究结果发现，顾客侵犯影响了员工的注意执行控制功能，会导致员工注意执行控制功能下降。然而，研究表明顾客侵犯行为对员工的其他基础注意功能（包括注意广度和注意网络功能）和记忆等认知功能却没有显著影响。可能的原因是注意广度和注意网络相对于注意执行控制功能是最基础的注意功能，只有达到更高阶的应激程度，才有可能出现此类基础认知功能的变化。注意执行控制功能与被试情绪更加密切相关，所以顾客侵犯条件下，会引起员工注意执行控制功能的变化。

四、顾客侵犯影响员工情绪健康和生理健康

本部分考察顾客侵犯对员工负性情绪和生理健康的影响。负性情绪通过问卷进行测量，生理健康部分引入独特的惊反射和前脉冲抑制作为生理健康的指标。惊反射是人和动物共有的由突然和强烈的感官刺激引起的全身反射反应，如强烈的令人吃惊的宽频带噪声和突然的吼叫。惊反射可以通过震惊反射设备来收集人类眨眼反射的肌电变化，惊反射以及前脉冲抑制功能是反映个体生理健康的有效指标。研究结果发现，顾客侵犯可以引起个体强烈的负性情绪体验，提高个体的惊反射，并降低个体的前脉冲抑制水平。

五、顾客侵犯影响员工认知和情绪健康的神经机制

行为实验表明，顾客侵犯影响员工的注意功能和情绪。本部分进一步考察顾客侵犯影响员工注意和情绪的神经机制。神经科学技术作为一种新的研究手段，具有客观性高、可视化强、测量实时等特点，弥补了以往访谈法、问卷调查法等研究方法的不足，因此被广泛应用于管理学、经济学、社会学等研究领域。本研究邀请两组被试参加实验，其中一组为倾听

顾客侵犯录音组，另一组为倾听对照录音组，之后请被试观看同样的情绪表情图片。研究结果表明，顾客侵犯组相对于对照组，对负性情绪图片的注意反应更强，表现为N170成分的波幅更大。同时，顾客侵犯组对负性情绪图片的情绪体验更快，表现为P2成分和LPP成分的潜伏期更短。本部分脑电实验结果揭示了顾客侵犯影响员工的注意功能和情绪功能的神经机制，顾客侵犯主要通过影响员工的负性情绪注意N170成分以及与情绪体验相关的P2成分和LPP成分来影响员工的情绪和注意。可以看出，顾客侵犯影响员工注意功能和情绪存在相应的神经相关物，未来可以通过脑电技术，进一步考察顾客侵犯引起的员工大脑功能变化，进而深入理解顾客侵犯对员工身心健康的影响。

六、顾客侵犯影响员工生理健康的神经机制

顾客侵犯引起服务业员工情绪、组织行为和认知功能的异常，也可能会引起员工的生理反应异常。顾客侵犯过程中往往伴随着巨大的言语声响，引起员工全身的惊反射。本部分内容集中探讨顾客侵犯过程中员工的惊反射、惊反射的前脉冲抑制及其注意调节的神经机制。本研究开发了一种新的注意调节前脉冲抑制实验范式，使用行为学和脑电研究方法，探讨了注意对惊反射的前脉冲抑制调节作用及其神经机制，研究发现，特征性注意可以选择性地增强大脑早期皮层反应N1成分，进而增强惊反射的前脉冲抑制，从生理上起到保护个体健康的作用。以上研究结果为深入理解顾客侵犯引发的员工生理反应及其神经机制提供了实证数据支持。

七、组织和个体层面的员工健康保护机制

本部分通过问卷调查法，考察了酒店员工心理健康水平，以及组织支持对心理健康的保护作用，同时考察了个人—组织匹配的中介作用和工作年限的调节作用。研究结果发现，组织支持和个人—组织匹配可以从组织层面保障酒店业员工的心理健康，工作年限在组织支持和员工心理健康之间起到调节作用。可以看出，企业组织层面可以采取必要的措施，促进员工的生理和心理健康。

八、研究不足

本研究尚存在不足之处。①顾客侵犯对员工生理健康的影响探讨不足。顾客侵犯对员工身心健康存在影响，本研究主要集中于顾客侵犯对员工情绪和认知功能的影响，仅在项目最后一部分探讨了顾客侵犯对惊反射的影响，而对生理健康的影响探讨不足。未来可以从多方位生理健康的角度，探讨顾客侵犯对员工生理健康的影响。②对于干预措施的开发不足，缺乏更加切实可行、真实有效的干预措施。以往研究证实，正念、文化、情绪调节策略等干预措施可以减缓顾客侵犯带来的不良后果。本书仅探讨了情绪调节策略、惊反射的前脉冲抑制、组织因素对顾客侵犯的干预作用。因招募国外被试的困难，文化的影响作用尚未得到充分探讨。同样，本书也未开展正念团体训练，正念对顾客侵犯影响的作用尚未得知。未来可以发掘多种干预手段，降低顾客侵犯对员工身心健康的影响。

综上，本书系统考察了顾客侵犯作为服务业员工面临的最主要的压力源，对员工身心健康和行为健康的影响。问卷调查研究发现，顾客侵犯影响员工组织行为（员工偏离行为和顾客导向行为）。实验室研究发现，顾客侵犯影响员工的注意执行控制功能、负性情绪和生理健康。进一步的神经科学研究发现，顾客侵犯主要通过影响员工的负性情绪反应 P2 成分、LPP 成分来影响员工负性情绪；顾客侵犯主要通过影响与员工注意相关的 N170 成分来影响员工注意执行控制功能。最后，本书考察了顾客侵犯引起的生理反应——全身惊反射活动及前脉冲抑制的保护作用，并考察了前脉冲抑制的注意调节及神经质相关物。同时，考察了组织和个人因素对酒店员工心理健康的影响。以上研究结果对深入理解顾客侵犯影响服务业员工的身心健康（认知、情绪、行为和生理反应）具有很大帮助，并提出情绪调节、惊反射的前脉冲抑制和组织因素作为干预措施，可以降低顾客侵犯的不良影响。

第二节 对策建议

一、完善与健康相关的政策法规

服务业员工个体健康不仅涉及单个个体，而且涉及工作场所、社区、社会等多个方面。员工健康的保护需要更加完善的政策法规。从国家政策层面来说，党的十八大以来，以习近平同志为核心的党中央高度重视与维护人民健康工作。党的十八届五中全会明确提出推进健康中国建设，从“五位一体”总体布局和“四个全面”战略布局出发，对更好保障人民健康做出了制度安排，并且将健康中国建设列入了“十三五”规划，正式升级为国家战略。

旅游企业的健康相关政策法规主要集中在康养旅游、健康旅游方面。例如，2014 年出台的《国务院关于促进旅游业改革发展的若干意见》提到，要积极推动包括医疗旅游和中医药健康旅游在内的特色旅游发展，将医疗旅游发展提升至国家战略层面。2016 年发布的《“健康中国 2030”规划纲要》提出要“制定健康医疗旅游行业标准、规范，打造具有国际竞争力的健康医疗旅游目的地”，致力于加快推进旅游与健康产业的融合发展。但是上述政策主要从旅游消费者层面提出促进消费者健康水平，尚未从员工角度提出如何提升员工的健康水平。

因此，在“健康中国”战略背景下，应该在市场发挥决定性作用的同时，更好地发挥政府的作用，通过政策发挥和行业示范来营造关爱服务企业员工健康的氛围和外部环境。通过完善公共服务和商业服务，要求行业关注员工健康水平，进而提出促进员工健康更完善的政策法规。

二、服务企业推出促进健康的指导措施

企业层面上，本书为提高员工健康水平提供了切实可行的操作指南。企业必须意识到应对顾客侵犯行为对个体健康的重要性。服务企业普遍存

在的顾客侵犯行为引发了员工工作退缩（如员工的迟到、缺勤）、职位退缩（如离职）和服务质量降低等诸多问题，已经成为阻碍企业发展的“瓶颈”。顾客侵犯行为对员工健康造成极大的影响，为此，企业必须采取措施，充分利用组织支持的保护作用，制定相应的规章制度，以帮助员工更好地应对顾客侵犯。例如，酒店企业可以定期开展谈心谈话活动，每月颁发“最受气”奖，为遭到顾客侵犯的员工提供情感和物质奖励支持，团结一心，共同对抗顾客侵犯的不良影响。

三、发展个人健康促进技能

员工的健康说到底对个人影响最大，没有健康，就没有一切生活的基础。服务组织为了在激烈的竞争中取胜，一直要求员工遵循“顾客是上帝”的理念，但是“顾客并不一定总是对的”（Baranik et al.，2017）。员工须意识到顾客侵犯对自己健康的影响，及时进行调试，以促进个体心理健康。同时，个体独有的生理健康保护机制也值得关注，以促进个体生理健康。最后，员工可以增强个体心理资源，通过个体、组织、家庭等多个层面获得心理支持，共同对抗顾客侵犯对员工健康产生的不良影响。

参考文献

[1]安珊．顾客—员工互动对酒店成长绩效的作用机制研究[D]．济南:山东大学,2018.

[2]柴富成,王琪．顾客不公平对客服员工工作满意度的影响研究[J]．石河子大学学报(哲学社会科学版),2014,28(3):94－99.

[3]陈小桂．基于心理契约违背的顾客不良行为研究[D]．广州:广东外语外贸大学,2009.

[4]邓新明．中国情景下消费者的伦理购买意向研究:基于 TPB 视角[J]．南开管理评论,2012,15(3):22－32.

[5]范钧,林帆．服务失误模糊情境下顾客不当行为意向的形成机制研究:基于归因视角[J]．管理评论, 2014 (7): 138－147.

[6]费显政,肖胜男．同属顾客对顾客不当行为反应模式的探索研究[J]．营销科学学报,2013(2):13－38.

[7]龚金红,彭家敏,谢礼珊．顾客不公平行为:角色期望不一致与权力失衡[J]．商业研究,2011(1):174－179.

[8]贺伟,吴小玥．远程办公情境下情绪自我领导力的理论构建[J]．华南师范大学学报(社会科学版),2022(2):159－172.

[9]黄莹莹．员工行为对顾客服务补救合作意愿影响研究[D]．成都:西南财经大学,2021.

[10]纪昕悦．顾客虐待对员工组织公民行为的影响[D]．哈尔滨:哈尔滨工业大学,2014.

[11]康春燕,葛幼姿,郭桃梅,等．情绪词加工的认知神经机制:多义性

与情绪价的分离[C]//心理学与创新能力提升——第十六届全国心理学学术会议论文集,2013:92-93.

[12]雷铭,田晴,王传跃,等. 精神疾病前脉冲抑制研究[J]. 中华行为医学与脑科学杂志,2017,26(2):188-192.

[13]黎建新,刘浩,何昊,等. 员工顾客导向、商业友谊与顾客忠诚的关系研究[J]. 商业经济与管理,2016(1):62-70.

[14]李俊领. 不同趋近动机积极情绪对空间工作记忆的影响[D]. 郑州:郑州大学,2016.

[15]李晓艳,周二华. 顾客言语侵犯对服务人员离职意愿的影响研究:心理资本的调节作用[J]. 南开管理评论,2012,15(2):39-47.

[16]李晓艳,周二华. 心理资本与情绪劳动策略、工作倦怠的关系研究[J]. 管理科学,2013,26(1):38-47.

[17]李永瑞. 注意能力测评方法的初步研究[J]. 应用心理学,2001(3):24-28.

[18]李永鑫,庞云飞. 顾客攻击行为、情绪耗竭与离职意向的关系[J]. 中国临床心理学杂志,2014,22(3):540-542.

[19]林英晖,程垦. 领导—部属交换与员工亲组织非伦理行为:差序格局视角[J]. 管理科学,2016,29(5):57-70.

[20]刘斌. 早期护理对老年脑梗死患者负性情绪及康复护理依从性的影响[J]. 现代诊断与治疗,2016,27(6):1169-1170.

[21]李红, 王乃弋. 论执行功能及其发展研究[J]. 心理科学, 2004, 27(2): 426-430.

[22]刘黎,李小军. 服务不公平与归因对顾客不良行为的交互作用研究[J]. 商场现代化,2013(14):57-58.

[23]刘汝萍,范广伟,马钦海. 一线员工应对顾客不当行为的能力对同属顾客的影响研究[J]. 管理学报,2018(1):84-92.

[24]刘汝萍,马钦海. 顾客不当行为研究回顾与展望[J]. 外国经济与管理,2010,32(10):58-64.

[25]刘兴宇. 正性情绪影响注意广度和注意灵活性的机制研究[D].

呼和浩特:内蒙古师范大学,2018.

[26]刘影,桑标,龚少英,等. 情绪表达抑制功能的文化差异[J]. 心理科学进展,2016,24(10):1647-1654.

[27]刘泽照. 实验法在国内应急管理研究的应用及趋势[J]. 北京交通大学学报(社会科学版),2021,20(1):87-94.

[28]路世昌,梁俪俪,刘宇彤. 辱虐管理对反生产行为的影响:负性情绪和自我损耗的链式中介作用[J]. 科技促进发展,2020,16(2):192-198.

[29]彭聃龄. 汉语信息加工及其认知神经机制的研究:20年研究工作的回顾[J]. 当代语言学,2004(4):302-379.

[30]彭聃龄. 普通心理学[M]. 北京:北京师范大学出版社,2007.

[31]任俊,黄璐,张振新. 冥想使人变得平和:人们对正、负性情绪图片的情绪反应可因冥想训练而降低[J]. 心理学报,2012,44(10):1339-1348.

[32]苏宗伟,李欢,杜娟. 仁慈型领导对员工工作偏离行为的双刃剑效应研究[J]. 管理学报,2022,19(3):362-372.

[33]王冬梅. 健康管理成为人力资源管理新内容[N]. 组织人事报,2010-11-09(5).

[34]王宇清,龙立荣,周浩. 消极情绪在程序和互动不公正感与员工偏离行为间的中介作用:传统性的调节机制[J]. 心理学报,2012,44(12):1663-1676.

[35]温忠麟,侯杰泰,张雷. 调节效应与中介效应的比较和应用[J]. 心理学报,2005(2):268-274.

[36]文吉,侯平平. 顾客粗暴行为与酒店员工组织公民行为研究:基于组织支持感的中介作用[J]. 南开管理评论,2015,8(6):35-45.

[37]邬金涛,江盛达. 顾客逆向行为强度的影响因素研究[J]. 营销科学学报,2011(7):92-106.

[38]谢礼珊,李健仪,张春林. 员工感知的顾客不公平:基于关键事件法的探索性研究[J]. 管理评论,2011,23(5):78-88.

[39]杨璟,申传刚,逯付荣. 顾客侵犯行为对酒店员工的生活满意感及离职倾向的影响研究[J]. 旅游科学,2017,31(6):52-64.

[40]杨宜苗,郭佳伟. 线上服务互动如何影响口碑推荐:行为惯性的中介作用和优惠待遇的调节作用[J]. 北京工商大学学报(社会科学版),2019,34(6):12-22.

[41]杨勇,马钦海,陈盼,等. 情绪劳动对顾客价值共创行为的作用机制研究[J]. 管理工程学报,2017,31(2):29-39.

[42]姚艳虹,孙芳琦. 工作压力、企业文化与员工偏离行为[J]. 湖南大学学报(社会科学版),2018,32(2):43-49.

[43]尹俊,黄鸣鹏. 中国情境下组织内交换关系对员工绩效影响的对比研究[J]. 中国市场,2011(37):17-22.

[44]占小军,曹元坤,李志成,等. 心理契约破裂与顾客不文明行为:基于自控视角[J]. 管理评论,2017(10):132-142.

[45]占小军,陈颖,罗文豪,等. 同事助人行为如何降低职场不文明行为:道德推脱的中介作用和道德认同的调节作用[J]. 管理评论,2019,31(4):117-127.

[46]占小军. 顾客欺凌行为对员工工作反应的影响机制研究[J]. 当代经济,2015(6):75-84.

[47]占小军. 职场不文明行为对服务破坏的影响:基于道德认知视角的解释[J]. 当代财经,2017(7):81-91.

[48]张德鹏,陈春峰,张凤华. 社交媒体情境下个性化广告对用户态度的影响研究[J]. 管理学报,2021,18(3):441-447.

[49]张家霆,朱丽华. 现代企业面临的新挑战[N]. 中国现代企业报,2008-11-04(B04).

[50]张婧. 酒店员工面对顾客不道德行为的情绪研究:基于关键事件技术法[D]. 上海:华东理工大学,2012.

[51]张开冉. 低驾龄驾驶人典型驾驶心理:行为特性研究[D]. 成都:西南交通大学,2008.

[52]张琳. 低年级小学生认知与行为注意对数学成绩的影响机制研究[D]. 吉林:吉林大学,2017.

[53]张志敏. 篮球运动员运动性疲劳状态下的注意特征和情绪变化研

究[D]. 武汉:武汉体育学院,2016.

[54]周婷,王登峰. 情绪表达抑制与心理健康的关系[J]. 中国临床心理学杂志,2012,20(1):65 - 68.

[55]朱必祥,朱妍. 基于人力资本投资视角的员工健康管理问题初探[J]. 南京理工大学学报(社会科学版),2013,26(5):35 - 40.

[56]AFSAR B, BADIR Y F. Person - organization fit, perceived organizational support, and organizational citizenship behavior: the role of job embeddedness[J]. Journal of human resources in hospitality & tourism, 2016,15(3): 252 - 278.

[57]AHMED I, ISLAM T, AHMAD S, et al. A COVID - 19 contextual study of customers' mistreatment and counterproductive work behavior at coffee cafés[J]. British food journal,2021,123(11):3404 - 3420.

[58]AMAGASA T, NAKAYAMA T. Relationship between long working hours and depression in two working populations: a structural equation model approach[J]. Journal of occupational and environmental medicine, 2012,54(7): 868 - 874.

[59]AMBROSE M L, SEABRIGHT M A, SCHMINKE M. Sabotage in the workplace: the role of organizational injustice[J]. Organizational behavior and human decision processes,2002,89(1):947 - 965.

[60]ANDERSSON L M, PEARSON C M. Tit for tat? the spiraling effect of incivility in the workplace[J]. Academy of management review,1999,24(3): 452 - 471.

[61]ANNIC A, BOCQUILLON P, BOURRIEZ J L, et al. Effects of stimulus - driven and goal - directed attention on prepulse inhibition ofthe cortical responses to an auditory pulse[J]. Clinical neurophysiology,2014(125):1576 - 1588.

[62]ARENI C S. Exploring managers' implicit theories of atmospheric music: comparing academic analysis to industry insight[J]. Journal of services marketing,2003,17(2):161 - 184.

[63]BAE G Y, LUCK S J. Dissociable decoding of spatial attention and

working memory from EEG oscillations and sustained potentials[J]. Neurosci, 2018(38):409 - 422.

[64]BARANIK L E, WANG M, GONG Y, et al. Customer mistreatment, employee health, and job performance: cognitive rumination and social sharing as mediating mechanisms[J]. Journal of management, 2017, 43(4):1261 - 1282.

[65]BASTIAANSEN M, STRAATMAN S, DRIESSEN E, et al. My destination in your brain: a novel neuromarketing approach for evaluating the effectiveness of destination marketing[J]. Journal of destination marketing & management, 2018(7):76 - 88.

[66]BASTIAANSEN M, STRAATMAN S, MITAS O, et al. Emotion measurement in tourism destination marketing: a comparative electroencephalographic and behavioral study[J]. Journal of travel research, 2020, 61(2):252 - 264.

[67]BEAL D J, TROUGAKOS J P, WEISS H M, et al. Episodic processes in emotional labor perceptions of affective delivery and regulation strategies [J]. Journal of applied psychology, 2006(91):1053.

[68]BEAL D J, WEISS H M, BARROS E, et al. An episodic process model of affective influences on performance[J]. Journal of applied psychology, 2005, 90(6):1054 - 1068.

[69]BETTENCOURT L A, GWINNER K P, MEUTER M L. A comparison of attitude, personality, and knowledge predictors of service - oriented organizational citizenship behaviors [J]. Journal of applied psychology, 2001, 86(1): 29.

[70]BLUMENTHAL T D, REYNOLDS J Z, SPENCE T S. Supportfor the interruption and protection hypotheses of prepulse inhibition ofstartle: evidence from a modified attention[J]. Psychophysiology, 2015(52):397 - 406.

[71]BOCK D T, VERMEIR I, KENHOVE V P. "What's the harm in being unethical? these strangers are rich anyway!" exploring underlying factors of double standards[J]. Journal of business ethics, 2013, 112(2):225 - 240.

[72]BOLAN P, WILLIAMS L. The role of image in service promotion: focu-

sing on the influence of film on consumer choice within tourism[J]. International journal of consumer studies,2008,32(4):382 – 390.

[73]BOVE L L, PERVAN S J, BEATTY S E, et al. Service worker role in encouraging customer organizational citizenship behaviors[J]. Journal of business research,2009,62(7):698 – 705.

[74] BOYD C. Customer violence and employee health and safety [J]. Work, employment & society,2002,16(1):151 – 169.

[75]BRADLEY M M, CUTHBERT B N, LANG P J. Pictures as prepulse: attention and emotion in startle modification[J]. Psychophysiology, 1993(30): 541 – 545.

[76]BRAFF D L, GEYER M A, LIGHT G A, et al. Impact of prepulse characteristics on the detection of sensorimotor gating deficits in schizophrenia [J]. Schizophrenia research, 2001, 49(1 – 2): 171 – 178.

[77]BRANDSTÄTTER V, JOB V, SCHULZE B. Motivational incongruence and well – being at the workplace: person – job fit, job burnout, and physical symptoms[J]. Frontiers in psychology, 2016(7):1153.

[78]CABELLO M, BORGES G, LARA E, et al. The relationship between all – cause mortality and depression in different gender and age groups of the Spanish population[J]. Journal of affective disorders,2020(266):424 – 428.

[79] CAPLAN R D. Person – environment fit theory and organizations: commensurate dimensions, time perspectives, and mechanisms[J]. Journal of vocational behavior, 1987,31(3):248 – 267.

[80]CASIMIR G, NGEE K N Y, YUAN W K, et al. The relationships amongst leader – member exchange, perceived organizational support, affective commitment, and in – role performance: a social – exchange perspective[J]. Leadership & organization development journal, 2014,35(5): 366 – 385.

[81]CHOI C H, KIM T T, LEE G, et al. Testing the stressor – strain – outcome model of customer – related social stressors in predicting emotional exhaustion, customer orientation and service recovery performance[J]. International

journal of hospitality management,2014(36):272 – 285.

[82] CHOI W D, KELLEY T, WALDEN E, et al. Emotional dissonance among frontline hospitality employees: an exploratory study examining habituation theory using fMRI[J]. Journal of hospitality & tourism research, 2022, 46(1): 174 – 188.

[83] CHU K H L, MURRMANN S K. Development and validation of the hospitality emotional labor scale [J]. Tourism management, 2006, 27(6): 1181 – 1191.

[84] CLORE G L. Why emotions are felt[M]// EKMAN P, DAVIDSON R. The nature of emotion: fundamental questions. New York: Oxford University Press, 1994: 103 – 111.

[85] COLQUITT J A. On the dimensionality of organizational justice: a construct validation of a measure[J]. Journal of applied psychology, 2001, 86(3): 386 – 400.

[86] COPPOLA R, BLAIR J. Visual awareness, emotion, and gamma band synchronization[J]. Cerebral cortex, 2009, 19(8): 1896 – 1904.

[87] CROWLEY K E, COLRAIN I M. A review of the evidence for P2 being anindependent component process: age, sleep and modality[J]. Clinical neurophysiology, 2004(115): 732 – 744.

[88] DAI J M, YU H Z, WU J H, et al. Analysis on the association between job stress factors and depression symptoms[J]. Journal of hygiene research, 2010, 39(3): 342 – 346.

[89] DALLIMORE K S, SPARKS B A, BUTCHER K. The influence of angry customer outbursts on service providers' facial displays and affective states [J]. Journal of service research, 2007, 10(1): 78 – 92.

[90] DAUNT K L, HARRIS L C. Exploring the forms of dysfunctional customer behaviour: a study of differences in servicescape and customer disaffection with service[J]. Journal of marketing management, 2012, 28(1 – 2): 129 – 153.

[91] DAUNT K L, HARRIS L C. Motives of dysfunctional customer behav-

ior: an empirical study [J]. Journal of services marketing, 2012, 26 (4): 293 - 308.

[92] DAUN K L, HARRIS L C. Customers acting badly: evidence from the hospitality industry [J]. Journal of business research, 2011, 64 (10): 1034 - 1042.

[93] DAWLEY D, HOUGHTON J D, BUCKLEW N S. Perceived organizational support and turnover intention: the mediating effects of personal sacrifice and job fit[J]. The journal of social psychology, 2010, 150(3): 238 - 257.

[94] DAWSON M E, HAZLETT E A, FILION D L, et al. Attention and schizophrenia: impaired modulation of the startle reflex[J]. Abnorm psychol, 1993 (102): 633 - 641.

[95] DAWSON M E, SCHELL A M, HAZLETT E A, et al. On the clinical and cognitive meaning of impaired sensorimotor gating in schizophrenia[J]. Psychiatry research, 2000, 96(3): 187 - 197.

[96] DE COOMAN R, MOL S T, BILLSBERRY J, et al. Epilogue: frontiers in person - environment fit research[J]. European journal of work and organizational psychology, 2019, 28(5): 646 - 652.

[97] DING Y, CHEN L, MENG Q, et al. Spatial specificity in attentional modulation of prepulse inhibition of the startle reflex in rats [J]. Experimental brain research, 2020(238): 1555 - 1561.

[98] DORMANN C, ZAPF D. Customer - related social stressors and burnout [J]. Journal of occupational health psychology, 2004, 9(1): 61.

[99] DRIESEN K, JANSEN N W, KANT I, et al. Depressed mood in the working population: associations with work schedules and working hours [J]. Chronobiology international, 2010, 27(5): 1062 - 1079.

[100] DU Y, WU X, LI L. Differentially organized top - downmodulation of prepulse inhibition of startle[J]. Neurosci, 2011(31): 13644 - 13653.

[101] DUQUE A, VÁZQUEZ C. Double attention bias for positive and negative emotional faces in clinical depression: evidence from an eye - tracking

study[J]. Journal of behavior therapy and experimental psychiatry, 2015(46): 107 – 114.

[102]DURSUN S, AYTAC S. The effect of customer aggression on burnout [J]. Academic journal of interdisciplinary studies, 2014, 3(4):369.

[103]EDWARDS J R, CAPLAN R D, HARRISON R V. Person – environment fit theory: conceptual foundations, empirical evidence, and directions for future research[J]. Theories of organizational stress, 1998(28): 28 – 67.

[104]EISENBERGER R, HUNTINGTON R, HUTCHISON S, et al. Perceived organizational support [J]. Journal of applied psychology, 1986, 71 (3): 500.

[105] EISENBERGER R, STINGLHAMBER F. Perceived organizational support: fostering enthusiastic and productive employees[M]. American psychological association, 2011.

[106]EYSENCK H J. Biological dimensions of personality[M]//PERVIN L A. Handbook of personality: theory and research. New York: Guilford, 1990: 244 – 276.

[107]FAN J, FLOMBAUM J I, MCCANDLISS B D, et al. Cognitive and brain consequences of conflict[J]. Neuroimage, 2003, 18(1):42 – 57.

[108]FILION D L, DAWSON M E, SCHELL A M. Modification of theacoustic startle – reflex eyeblink: a tool for investigating early and late attentionalprocesses[J]. Biological psychology, 1993(35):185 – 200.

[109]FISK R, GROVE S, HARRIS L G, et al. Customer behaving badly: a state of the art review, research agenda and implications for practitioners [J] Journal of service marketing, 2010, 24(6):417 – 442.

[110]FORD J S . Conservation of resources theory [J]. Encyclopedia of stress, 2007, 3(3):562 – 567.

[111]FOSS J A, ISON J R, TORRE JR J P, et al. The acoustic startle response and disruption of aiming: Ⅱ. Modulation by forewarning and preliminary stimuli[J]. Human factors, 1989, 31(3): 319 – 333.

[112]FULLERTON R A, PUNJ G. Choosing to misbehave: a structural model of aberrant consumer behavior[J]. Advances in consumer research, 1993, 20(1): 570-574.

[113]FULLERTON R A, PUNJ G. Repercussions of promoting an ideology of consumption: consumer misbehavior[J]. Journal of business research, 2004, 57(11): 1239-1249.

[114]GAN Y. Happy people live longer and better: advances in research on subjective well-being[J]. Applied psychology: health and well-being, 2020, 12(1): 3-6.

[115]GEORGE J M, BRIEF A P. Feeling good-doing good: a conceptual analysis of the mood at work-organizational spontaneity relationship [J]. Psychological bulletin, 1992, 112(2): 310.

[116]GEORGE J M. State or trait: effects of positive mood on prosocial behaviors at work[J]. Journal of applied psychology, 1991, 76(2): 299.

[117]GOLDBERG L S, GRANDEY A A. Display rules versus display autonomy: emotion regulation, emotional exhaustion, and task performance in a call center simulation[J]. Journal of occupational health psychology, 2007, 12(3): 301-318.

[118]GOUSSINSKY R. Customer aggression, emotional dissonance and employees' well-being[J]. International journal of quality & service sciences, 2011, 3(3): 248-266.

[119]GRAHAM F. The more or less startling effects of weak prestimulation [J]. Psychophysiology, 1975(12): 238-248.

[120]GRANDEY A A, DAVID N D, HOCK P S. The customer is "not" always right: customer aggression and emotion regulation of service employees [J]. Journal of organizational behavior, 2004, 25(3): 397-418.

[121]GRANDEY A A, KERN J H, FRONE M R. Verbal abuse from outsiders versus insiders: comparing frequency, impact on emotional exhaustion, and the role of emotional labor[J]. Journal of occupational health psychology, 2007, 12

(1):63 - 79.

[122]GRANDEY A A,TAM A P,BRAUBURGER A I. Affective states and traits in the workplace:diary and survey data from young workers[J]. Motivation and emotion,2002(26):31 - 55.

[123]GRANT - VALLONE E J, ENSHER E A. An examination of work and personal life conflict, organizational support, and employee health among international expatriates[J]. International journal of intercultural relations, 2001, 25(3):261 - 278.

[124]GREEMLEAF R K. Servant leadership[M]. New York:Paulist Press, 1977.

[125]GREENLEAF R K. Servant leadership: a journey into the nature of legitimate power and greatness[M]. New York:Paulist Press, 2002.

[126]GREGOIRE Y,Robert J F. The effects of relationship quality on customer retaliation[J]. Marketing letters,2006,17(1):31 - 46.

[127]GRÉGOIRE Y,TRIPP T M,LEGOUX R. When customer love turns into lasting hate:the effects of relationship strength and time on customer revenge and avoidance[J]. Journal of marketing,2009,73(6):18 - 32.

[128]GRIZZLE J W,ZABLAH A R,BROWN T J,et al. Employee customer orientation in context:how the environment moderates the influence of customer orientation on performance outcomes[J]. Journal of applied psychology,2009,94(5):1227.

[129]GROVE S J,FISK R P,JOBY J. Surviving in the age of rage [J]. Marketing management,2004.

[130]GU H, DUVERGER P, YU L. Can innovative behavior be led by management? A study from the lodging business[J]. Tourism management, 2017(63):144 - 157.

[131]GUCHAIT P, CHO S, MEURS J A. Psychological contracts, perceived organizational and supervisor support: investigating the impact on intent to leave among hospitality employees in India[J]. Journal of human resources in

hospitality & tourism, 2015,14(3):290 - 315.

[132]HANKIN B L, ABRAMSON L Y, MOFFITT T E, et al. Development of depression from preadolescence to young adulthood: emerging gender differences in a 10 - year longitudinal study[J]. Journal of abnormal psychology, 1998,107(1):128.

[133] HARMON - JONES E, PETERSON C K. Electroencephalographic methods in social and personality psychology [M]// HARMON - JONES E, BEER J S. Methods in social neuroscience . New York: Guilford Press, 2009: 170 - 197.

[134] HARRIS E G, MOWEN J C. The influence of cardinal, central, and surface level personality traits on consumers' bargaining and complaint intentions [J]. Psychology & marketing, 2001, 18(11):1155 - 1185.

[135] HARRIS L C. Service employees and customer phone rage: an empirical analysis[J]. European journal of marketing, 2013, 47(3 - 4):463 - 484.

[136] HARRIS LC, REYNOLDS K L. The consequences of dysfunctional customer behavior[J]. Journal of services research, 2003, 6(2):144 - 161.

[137] HARRIS L C, REYNOLDS K L. Jay - customer behavior: an exploration of types and motives in the hospitality industry[J]. Journal of services marketing, 2004, 18(5):339 - 357.

[138] HATFIELD E, CACIOPPO J T, RAPSON R L. Primitive emotional contagion [J]. Personality and social psychology review, 1992, 14 (3): 151 - 177.

[139] HAYES A F. Mediation, moderation, and conditional process analysis[J]. Introduction to mediation, moderation, and conditional process analysis: a regression - based approach, 2013, 1(6): 12 - 20.

[140] HAZLETT E A, BUCHSBAUM M S, ZHANG J, et al. Frontal - striatal - thalamic mediodorsalnucleus dysfunction in schizophrenia - spectrum patients during sensorimotorgating[J]. NeuroImage, 2008(42):1164 - 1177.

[141] HAZLETT E A, LEVINE J, BUCHSBAUM M S, et al. Deficient atten-

tional modulationof the startle response in patients with schizotypal personality disorder[J]. Psychiatry,2003(160):1621 – 1626.

[142]HAZLETT E A,ROMERO M J,HAZNEDAR M M, et al. Deficient attentional modulation ofstartle eyeblink is associated with symptom severity in the schizophrenia spectrum[J]. Schizophrenia research,2007(93):288 – 295.

[143]HEEKEREN K,MEINCKE U,GEYER M A,et al. Attentional modulation of prepulse inhibition: a new startle paradigm[J]. Neuropsychobiology, 2004(49):88 – 93.

[144]HOBFOLL S E. Conservation of resource caravans and engaged settings[J]. Journal of occupational and organizational psychology, 2011,84(1): 116 – 122.

[145]HOFFMAN B J, WOEHR D J. A quantitative review of the relationship between person – organization fit and behavioral outcomes[J]. Journal of vocational behavior, 2006,68(3):389 – 399.

[146]HOFFMAN H S,ISON J R. Reflex modification in the domainof startle: Ⅰ. Some empirical findings and their implications for how the nervous system processes sensory input[J]. Psychological review,1980(87):175 – 189.

[147]HOFFMAN H S, OVERMAN JR W. Performance disruption by startle – eliciting acoustic stimuli[J]. Psychonomic Science, 1971, 24(5): 233 –235.

[148]HOFFMAN K D,KELLEY S W ,ROTALSKY H M. Tracking service failures and employee recovery efforts[J]. Journal of services marketing,1995,9 (2):49 –61.

[149]HOFMANN S G, CURTISS J, CARPENTER J K, et al. Effect of treatments for depression on quality of life: a meta – analysis[J]. Cognitive behaviour therapy, 2017,46(4):265 –286.

[150]HONG Y, FANG X, LI X, et al. Self – perceived stigma, depressive symptoms, and suicidal behaviors among female sex workers in China[J]. Journal of transcultural nursing, 2010,21(1):29 – 34.

[151] HSIEH C C, PUGH M D. Poverty, income inequality, and violent

crime: a meta – analysis of recent aggregate data studies[J]. Criminal justice review, 1993, 18(2): 182 – 202.

[152]HSU L, CHEN Y J. Neuromarketing, subliminal advertising, and hotel selection: an EEG study[J]. Australasian marketing journal, 2020, 28(4): 200 – 208.

[153]HUANG W H, WANG Y C. Situational influences on the evaluation of other – customer failure[J]. International journal of hospitality management, 2014, 36(1): 110 – 119.

[154]HUANG X. Beyond the workday: the effect of daily customer interpersonal injustice on hotel employee experiences after work and the next day[J]. Tourism management, 2022(93): 104 – 171.

[155]HUANG Y, KONG L, FAN S, et al. Both frequency and interaural delay affect event – related potential responses to binaural gap[J]. Neuroreport, 2008, 19(17): 1673 – 1678.

[156]HUANG Y, WU X, LI L. Detection of the break in interaural correlation is affected by interaural delay, aging, and center frequency[J]. The journal of the acoustical society of America, 2009, 30(2): 273 – 286.

[157]HUEFNER J, HUNT K. Consumer retaliation as a response to dissatisfaction[J]. Journal of consumer satisfaction, dissatisfaction and complaining behavior, 2000, 13(2): 61 – 80.

[158]HUEFNER J C, PERRY B L, PAYNE C, et al. Consumer retaliation: confirmation and extension[J]. Journal of consumer satisfaction, dissatisfaction and complaining behavior, 2002, 15(1): 114 – 127.

[159]HUR W M, MOON T W, LEE J H. The effect of self – efficacy on job performance through creativity: the moderating roles of customer incivility and service scripts[J]. Asia Pacific journal of marketing and logistics, 2021, 33(3): 888 – 905.

[160]INNESS M, LEBLANC M M, BARLING J. Psychosocial predictors of supervisor – , peer – , subordinate – , and service – provider – targeted aggression

[J]. Journal of applied psychology,2008,93(6):1401 – 1411.

[161]ISEN A M,BARON R A. Positive affect as a factor in organizational – behavior[J]. Research in organizational behavior,1991(13):1 – 53.

[162]JONSDOTTIR I H,NORDLUND A,ELLBIN S. Working memory and attention are still impaired after three years in patients with stress – related exhaustion[J]. Scandinavian journal of psychology,2017,58(6):504 – 509.

[163]KALIDASS A, BAHRON A. The relationship between perceived supervisor support, perceived organizational support, organizational commitment and employee turnover intention[J]. International journal of business administration,2015,6(5):82.

[164]KARATEPE O M,YORGANCI L,HAKTANIR M. Outcomes of customer verbal aggression among hotel employees[J]. International journal of contemporary hospitality management,2009,21(6):713 – 733.

[165]KARATEPE O M. The effect of positive and negative work – family interaction on exhaustion: does work social support make a difference? [J]. International journal of contemporary hospitality management, 2010, 22 (6): 836 – 856.

[166]KARATEPE O M. Customer aggression,emotional exhaustion,and hotel employee outcomes: a study in the United Arab Emirates [J]. Journal of travel & tourism marketing,2011,28(3):279 – 295.

[167]KARATEPE O M. Do job resources moderate the effect of emotional dissonance on burnout? A study in the city of Ankara,Turkey[J]. International journal of contemporary hospitality management,2011,23(1):44 65.

[168]KARATEPE O M, ZARGAR – TIZABI L. Work – related depression in the hotel industry: a study in the United Arab Emirates[J]. International journal of contemporary hospitality management, 2011,23(5):608 – 623.

[169]KEEFFE D A,RUSSELL – BENNETT R,TOMBS A. Customer retaliation at the employee – customer interface[J]. Journal of management and organization,2008,14(4):438 – 450.

[170] KERN J H, GRANDEY A A. Customer incivility as a social stressor: the role of race and racial identity for service employees[J]. Journal of occupational health psychology, 2009, 14(1): 46.

[171] KILROY S, FLOOD P C, BOSAK J, et al. Perceptions of high - involvement work practices, person - organization fit, and burnout: a time - lagged study of health care employees[J]. Human resource management, 2017, 56(5): 821 - 835.

[172] KIM G, ROH, HUTCGUNSON J, et al. The effect of jay - customer behavior on employee job stress and job satasfaction[J]. International journal of hospitality & tourism administration, 2014, 15(4): 394 - 416.

[173] KIM Y H, MIN S J, KO M H, et al. Facilitating visuospatial attention for the contralateral hemifield by repetitive TMS on the posterior parietal cortex[J]. Neuroscience letters, 2005, 382(3): 280 - 285.

[174] KLUEMPER D H, MCLARTY B D, BING M N. Acquaintance ratings of the big five personality traits: incremental validity beyond and interactive effects with self - reports in the prediction of workplace deviance[J]. Journal of applied psychology, 2015, 100(1): 237 - 248.

[175] KOC E, BOZ H. Psychoneurobiochemistry of tourism marketing[J]. Tourism management, 2014(44): 140 - 148.

[176] KOCH M, SCHNITZLER H U. The acoustic startle response in rats - circuits mediating evocation, inhibition and potentiation[J]. Behavioural brain research, 1997, 8(9): 35 - 49.

[177] KOHL S, HEEKEREN K, KLOSTERKTTER J, et al. Prepulse inhibition in psychiatric disorders—apart from schizophrenia[J]. Journal of psychiatric research, 2013(47): 445 - 452.

[178] KOLODYAZHNIY V, KREİBIG S D, GROSS J J, et al. An affective computing approach to physiological emotion specificity: toward subject - independent and stimulus - independent classification of film - induced emotions[J]. Psychophysiology, 2011, 48(7): 908 - 922.

[179]KOVACH B E. Predicting leaders and team leaders in times of great change[J]. Journal of the American academy of business,2002,1(2):356 –362.

[180] KRAEMER T, HJ GOUTHIER M. How organizational pride and emotional exhaustion explain turnover intentions in call centers: a multi – group analysis with gender and organizational tenure[J]. Journal of service management, 2014,25(1): 125 –148.

[181]LANDIS C, HUNT W. The startle pattern[M]. New York: Farrar and Rinehart,1939.

[182]LAZARUS R S. Cognition and motivation in emotion[J]. American psychologist,1991(46):352 –367.

[183]LEE L,MADERA J M. A within – level analysis of the effect of customer – focused perspective – taking on deep acting and customer helping behaviors:the mediating roles of negative affect and empathy[J]. International journal of hospitality management,2021(95):102 –107.

[184]LEI M,CHEN W,WU J,et al. Neurophysiological measures in hospitality and tourism: review, critique, and research agenda [J] . Journal of hospitality & tourism research,2024, 48(1): 3 –31.

[185]LEI M,LUO L,QU T,et al. Perceived locationspecificity in perceptual separation – induced but not fear conditioning – inducedenhancement of prepulse inhibition in rats[J]. Behavioural brain research,2014(269):87 –94.

[186]LEI M,ZHANG C,LI L. Neural correlates of perceptualseparation – induced enhancement of prepulse inhibition ofstartle in humans[J]. Scientific reports,2018(8):1 –10.

[187]LI L,YI D,LI N,et al. Top – down modulationof prepulse inhibition of the startle reflex in humans and rats[J]. Neuroscience & biobehavioral reviews , 2009(33):1157 –1167.

[188]LIGHTFOOT G. Summary of the N1 – P2 cortical auditoryevoked potential to estimate the auditory threshold in adults[J]. Seminars in hearing,2016(37):1 –8.

[189]LIN D, SHI Z, KIM H, et al. Customer verbal aggression and employee service sabotage: the mediating role of perceived discrimination[J]. International journal of hospitality management, 2022, 107:103 – 339.

[190]LIU L, HU S, WANG L, et al. Positive resources for combating depressive symptoms among Chinese male correctional officers: perceived organizational support and psychological capital[J]. BMC psychiatry, 2013,13(1):1 – 9.

[191]LIU L, WEN F, XU X, et al. Effective resources for improving mental health among Chinese underground coal miners: perceived organizational support and psychological capital[J]. Journal of occupational health, 2015,57(1):58 – 68.

[192]LOPEZ – CALDERON J, LUCK S J. ERPLAB: an open – source toolbox for the analysis of event – related potentials[J]. Frontiers in human neuroscience, 2014(8):213.

[193]LUO Q, MITCHELL D, CHENG X, et al. Visual awareness, emotion, and gamma band synchronization[J]. Cerebral cortex, 2009, 19(8):1896 – 1904.

[194]MADUPALLI R K, PODDAR A. Problematic customers and customer service employee retaliation[J]. Journal of services marketing, 2014, 28(3):244 – 255.

[195]MARSLAND A L, COHEN S, RABIN B S, et al. Trait positive affect and antibody response to hepatitis B vaccination[J]. Brain, behavior, and immunity, 2006, 20(3):261 – 269.

[196]MARTIN L L, TESSER A. Some ruminative thoughts[J]. Ruminative thoughts, 1996(9):1 – 47.

[197]MARTIN A, HOBMAN E, HOWARTH E, et al. Organizational support for mental health, stigmatization of employees with depression and performance appraisal: a management simulation study[M]//Psychosocial factors at work in the Asia Pacific: from theory to practice, 2016:267 – 288.

[198]MCDAID D, CURRAN C, KNAPP M. Promoting mental well – being

in the workplace: a European policy perspective[J]. International review of psychiatry, 2005,17(5): 365 -373.

[199] MIRON - SPEKTOR E, EREZ M, NAVEH E. Balancing innovation attention - to - detail and outcome - orientation to enhance innovative performance[J]. Academy of management proceedings,2007(1):1 -7.

[200] MIRON - SPEKTOR E, EFRAT - TREISTER D, RAFAELI A, et al. Others' anger makes people work harder not smarter: the effect of observing anger and sarcasm on creative and analytic thinking[J]. Journal of applied psychology,2011,96(5):1065 - 1075.

[201] MITCHELL T R, HOLTOM B C, LEE T W, et al. Why people stay: using job embeddedness to predict voluntary turnover[J]. Academy of management journal, 2001,44(6):1102 -1121.

[202] MOSER J S, HAJCAK G, BUKAY E, et al. Intentional modulation of emotional responding to unpleasant pictures: an ERP study[J]. Psychophysiology, 2006, 43(3): 292 -296.

[203] MURRAY C J, LOPEZ A D. Alternative projections of mortality and disability by cause 1990 -2020: global burden of disease study[J]. The lancet, 1997,349(9064):1498 -1504.

[204] NG T W, FELDMAN D C. A meta - analysis of the relationships of age and tenure with innovation - related behaviour[J]. Journal of occupational and organizational psychology, 2013,86(4):585 -616.

[205] OLVER J S, PINNEY M, MARUFF P, et al. Impairments of spatial working memory and attention following acute psychosocial stress[J]. Stress and health,2015,31(2):115 -123.

[206] OPRIS I, IONESCU S C, LEBEDEV M A, et al. Application of neural technology to neuro - management and neuro - marketing[J]. Frontiers in neuroscience,2020,14, 53.

[207] PANACCIO A, VANDENBERGHE C. Perceived organizational support, organizational commitment and psychological well - being: a longitudinal

study[J]. Journal of vocational behavior, 2009,75(2):224 -236.

[208]PANDA S. Post purchase consumer complaint behavior: a review of literature[J]. Business management dynamics,2014,4(5):1 -7.

[209]PARKER P M,TAVASSOLI N T. Homeostasis and consumer behavior across cultures[J]. International journal of research in marketing,2000,17(1): 33 -53.

[210]PERLOW R,LATHAM L L. Relationship of client abuse with locus of control and gender: a longitudinal study in mental retardation facilities [J]. Journal of applied psychology,1993,78(5):831 -834.

[211]PETERSEN S E, POSNER M I. The attention system of the human brain: 20 years after[J]. Annual review of neuroscience,2012(35):73.

[212]PLASSMANN H, VENKATRAMAN V, HUETTEL S, et al. Consumer neuroscience: applications, challenges, and possible solutions[J]. Journal of marketing research, 2015,52(4), 427 -435.

[213]PODSAKOFF N P, LEPINE J A, LEPINE M A. Differential challenge stressor - hindrance stressor relationships with job attitudes, turnover intentions, turnover, and withdrawal behavior: a meta - analysis[J]. Journal of applied psychology,2007,92(2):438.

[214]POJE A B,FILION D L. Effects of prepulse format and lead intervalon the assessment of automatic and attention - modulated prepulse inhibition[J]. Cognitive processing,2021,22(3):559 -567.

[215]PORATH C,EREZ A. Does rudeness matter? the effect of rudeness on task performance and helpfulness [J]. Academy of management journal, 2007 (50):1181 -1197.

[216]PORATH C,EREZ A. Overlooked but not untouched: how rudeness reduces onlookers' performance on routine and creative tasks[J]. Organizational behavior and human decision processes,2009(109):29 -44.

[217]POSNER M I,PETERSEN S E. The attention system of the human brain:DTIC Document,1989.

[218]RAFAELI A,EREZ A,RAVID S,et al. When customers exhibit verbal aggression,employees pay cognitive costs[J]. Journal of applied psychology, 2012,97(5):931 –950.

[219]RANI N, SAMUEL A. A study on generational differences in work values and person – organization fit and its effect on turnover intention of Generation Y in India[J]. Management research review, 2016,39(12):1695 –1719.

[220]REYNOLDS K L,HARRIS L C. Dysfunctional customer behavior severity: an empirical examination [J]. Journal of retailing, 2009, 85 (3): 321 –335.

[221]RHOADES L,EISENBERGER R. Perceived organizational support: a review of the literature [J]. Journal of applied psychology, 2002, 87 (4): 698 –714.

[222]ROBINSON S L,BENNETT R J. A typology of deviant workplace behaviors: a multidimensional scaling study[J]. Academy of management journal, 1995,38(2):555 –572.

[223]ROSE R L,NEIDE M. From rudeness to roadrage: the antecedents and consequences of consumer aggression[J]. Advances in consemer research,1999 (26):12 –17.

[224]ROSS C E, MIROWSKY J. Sex differences in the effect of education on depression: resource multiplication or resource substitution? [J]. Social science & medicine, 2006,63(5):1400 –1413.

[225]RUPP D E,HOLUB A S ,SPENCER S,et al. Customer(In) justice and emotional labor: the role of perspective taking,anger,and emotional regulation [J]. Journal of management,2008,34(5):903 –924.

[226]RUPP D E,SPENCER S. When customers lash out: the effects of customer interactional injustice on emotional labor and the mediating role of discrete emotions[J]. Journal of applied psychology,2006,91(4):971.

[227]RUSHWORTH M F S, WALTON M E. Neuroeconomics: decision making and the brain[J]. Neuron, 2009, 63(2):150 –153.

[228]SAKS A M, ASHFORTH B E. A longitudinal investigation of the relationships between job information sources, applicant perceptions of fit, and work outcomes[J]. Personnel psychology,1997,50(2):395 - 426.

[229]SALOVEY P,MAYER J D. Emotional intelligence[J]. Imagination, cognition and personality,1990,9(3):185 - 211.

[230]SAWYER K. The cognitive neuroscience of creativity:a critical review [J]. Creativity research,2011,23(2):137 - 154.

[231]SCHNEIDER B,BOWEN D E. The service organization: resources management is crucial[J]. Journal of retailing,1993,85(3):321 - 335.

[232]SCOTT N,ZHANG R,LE D,et al. A review of eye - tracking research in tourism[J]. Current issues in tourism,2019,22(10):1244 - 1261.

[233]SHANI A, PIZAM A. Work - related depression among hotel employees[J]. Cornell hospitality quarterly, 2009,50(4):446 - 459.

[234]SHAO R,SKARLICKI D P. Service employees' reactions to mistreatment by customers:a comparison between North America and East Asia [J]. Personnel psychology,2014,67(1):23 - 59.

[235]SHAO R,SKARLICKI D. Employee sabotage associated with customer injustice:a comparison of North America and East Asia[C]//Academy of Management Proceedings. Briarcliff Manor,NY 10510:Academy of Management,2011 (1):1 - 6.

[236]SHERMOHAMMED M,MEHTA P H,ZHANG J,et al. Does psychosocial stress impact cognitive reappraisal? Behavioral and neural evidence [J]. Journal of cognitive neuroscience,2017,29(11):1803 - 1816.

[237]SHOREY R C,MCNULTY J K,MOORE T M,et al. Emotion regulation moderates the association between proximal negative affect and intimate partner violence perpetration[J]. Prevention science,2015,16(6):873 - 880

[238]SKARLICKI D P, VAN JAARSVELD D D, WALKER D D. Getting even for customer mistreatment:the role of moral identity in the relationship be - tween customer interpersonal injustice and employee sabotage[J]. Journal of ap-

plied psychology,2008,93(6):1335 - 1347.

[239]SKARLICKI D P,RUPP D E. Dual processing and organizational justice:the role of rational versus experiential processing in third - party reactions to workplace mistreatment[J]. Journal of applied psychology,2010,95(5):944.

[240]SLITER M,JEX S,WOLFORD K,et al. How rude! Emotional labor as a mediator between customer incivility and employee outcomes[J]. Journal of occupational health psychology,2010,15(4):468 - 481.

[241]SLITER M,JONES M. A qualitative and quantitative examination of the antecedents of customer incivility[J]. Journal of occupational health psychology,2016,21(2):208 - 219.

[242]SLITER M,SLITER K,JEX S. The employee as a punching bag:the effect of multiple sources of incivility on employee withdrawal behavior and sales performance[J]. Journal of organizational behavior,2011,33(1):121 - 139.

[243]SMITH C A, KIRBY L D. Affect and cognitive appraisal processes [M]//FORGAS J P. Handbook of affect and social cognition. Mahwah,NJ:Erlbaum,2001:75 - 92.

[244]SMITH C A,HAYNES K N,LAZARUS R S,et al. In search of the "hot" cognitions:attributions,appraisals,and their relation to emotion [J]. Journal of personality and social psychology,1993,65(5):916.

[245]SONG Y,LIU Y,WANG M,et al. A social mindfulness approach to understanding experienced customer mistreatment:a within - person field experiment[J]. Academy of management journal,2018,61(3):994 - 1020.

[246]SPRENGELMEYER R, JENTZSCH I. Event related potentials and the perception of intensity in facial expressions[J]. Neuropsychologia, 2006, 44(14): 2899 - 2906.

[247]Staw B M,Cummings L L. Research in organizational behavior:anannual series of analytical essays and critical reviews[M]. US:Elsevier Science/JAI Press,1996.

[248]STEINER J M,STUART C H,HERKOMER L. Price tag switching

[M]// Nagel W H. Criminology between the rule of law and the outlaws. Berlin: Springer, 1976: 173 – 185.

[249] STEWART W F, RICCI J A, CHEE E, et al. Cost of lost productive work time among US workers with depression[J]. Jama, 2003, 289(23): 3135 – 3144.

[250] SWERDLOW N R, AUERBACH P, MONROE S M, et al. Men are more inhibited than women by weak prepulses[J]. Biological Psychiatry, 1993 (34): 253 – 260.

[251] SWERDLOW N R, GEYER M A, BRAFF D L. Neural circuitregulation of prepulse inhibition of startle in the rat: current knowledgeand future challenges[J]. Psychopharmacology (Berl), 2001(156): 194 – 215.

[252] TELPAZ A, WEBB R, LEVY D J. Using EEG to predict consumers' future choices[J]. Journal of marketing research, 2015, 52(4): 511 – 529.

[253] TEPPER B J, HENLE C A. A case for recognizing distinctions among constructs that capture interpersonal mistreatment in work organizations [J]. Journal of organizational behavior, 2011, 32(3): 487 – 498.

[254] TONG J, WANG L, PENG K. From person – environment misfit to job burnout: theoretical extensions[J]. Journal of managerial psychology, 2015, 30(2): 169 – 182.

[255] TURNER R J, LLOYD D A, ROSZELL P. Personal resources and the social distribution of depression[J]. American journal of community psychology, 1999, 27(5): 643 – 672.

[256] TURNER R J, TAYLOR J, VAN GUNDY K. Personal resources and depression in the transition to adulthood: ethnic comparisons [J]. Journal of health and social behavior, 2004, 45(1): 34 – 52.

[257] VAN JAARSVELD D D, WALKER D D, SKARLICKI D P. The role of job demands and emotional exhaustion in the relationship between customer and employee incivility[J]. Journal of management, 2010, 36(6): 1486 – 1504.

[258] VITEL L S J, KING R A, SINGH J J. A special emphasis and look at

the emotional side of ethical decision – making[J]. AMS review, 2013, 3(2): 74 – 85.

[259] VROOM V H. Affective events theory: a theoretical discussion of the structure, causes and consequences of affective experiences at work[J]. Research in organization behavior: journal an annual series of analytical essays and critical reviews, 1964, 18(1): 34 – 74.

[260] WADE T J, CAIRNEY J. The effect of sociodemographics, social stressors, health status and psychosocial resources on the age – depression relationship[J]. Canadian journal of public health, 2000, 91(4): 307 – 312.

[261] WALKER D D, VAN JAARSVELD D D, SKARLICKI D P. Exploring the effects of individual customer incivility encounters on employee incivility: the moderating roles of entity (in)civility and negative affectivity[J]. Journal of applied psychology, 2014, 99(1): 151 – 161.

[262] WANG M, LIAO H, ZHAN Y, et al. Daily customer mistreatment and employee sabotage against customers: examining emotion and resource perspectives[J]. Academy of management journal, 2011, 54(2): 312 – 334.

[263] WANG M, LIU S, LIAO H, et al. Can't get it out of my mind: employee rumination after customer mistreatment and negative mood in the next morning[J]. Journal of applied psychology, 2013, 98(6): 989 – 1004.

[264] WATANABE N, HORIKOSHI M, SHINMEI I, et al. Brief mindfulness – based stress management program for a better mental state in working populations – happy nurse project: a randomized controlled trial[J]. Journal of affective disorders, 2019(251): 186 – 194.

[265] WATSON D, TELLEGEN A. Toward a consensual structure of mood[J]. Psychological bulletin, 1985, 98(2): 219.

[266] WAYNE S J, SHORE L M, LIDEN R C. Perceived organizational support and leader – member exchange: a social exchange perspective[J]. Academy of management journal, 1997, 40(1): 82 – 111.

[267] WEISS H M, CROPANZANO R. Affective events theory[J]. Re-

search in organizational behavior, 1996, 18(1): 1 –74.

[268] WIRTZ J, MATTILA A S. Consumer responses to compensation, speed of recovery and apology after a service failure[J]. International journal of service industry management, 2004, 15(2): 150 – 166.

[269] WOODS D L, KNIGHT R T, SCABINI D. Anatomical substratesof auditory selective attention: behavioral and electrophysiological effects of posterior association cortex lesions[J]. Brain research cognitive brain research, 1993(1): 227 – 240.

[270] WU C, DING Y, CHEN B, et al. Both Val158Met polymorphism of catechol – O – methyltransferase gene andmenstrual cycle affect prepulse inhibition but not attentional modulationof prepulse inhibition in younger – adult females[J]. Neuroscience, 2019.

[271] WYER JR R S, SRULL T K. Handbook of social cognition: volume 1: basic processes[M]. London: Psychology Press, 2014.

[272] XU X F, CHE H S, LIN X H, et al. About the organizational support theory[J]. Psychological science, 2005, 34(1): 130 – 132.

[273] XU S, MARTINEZ L R, VAN HOOF H, et al. Emotional exhaustion among hotel employees: the interactive effects of affective dispositions and positive work reflection[J]. Cornell hospitality quarterly, 2018, 59(3): 285 – 295.

[274] YAGIL D. When the customer is wrong: a review of research on aggression and sexual harassment in service encounters[J]. Aggression and violent behavior, 2008, 13(2): 141 – 152.

[275] YANG L Q, BAUER J, JOHNSO R E, et al. Physiological mechanisms that underlie the effects of interactional unfairness on deviant behavior: the role of cortisol activity[J]. Journal of applied psychology, 2014, 99(2): 310.

[276] YEOMANS J S, LI L, SCOTT B W, et al. Tactile, acoustic and vestibular systems sum to elicit the startle reflex[J]. Neuroscience & biobehavioral reviews, 2002, 26(1): 1 – 11.

[277] YI Y, GONG T. The antecedents and consequences of service custom-

er citizenship and badness behavior[J]. Seoul journal of business, 2006, 12(2): 145 – 176.

[278] YI Y, GONG T. The effects of customer justice perception and affect on customer citizenship behavior and customer dysfunctional behavior [J]. Industrial marketing management, 2008, 37(7): 767 – 783.

[279] YU X, CHEN J, ZHAO S, et al. Impact of rumination and regret on depression among new employees in China[J]. Social behavior and personality: an international journal, 2017, 45(9): 1499 – 1509.

[280] YUNUS W M, MUSIAT P, BROWN J S. Systematic review of universal and targeted workplace interventions for depression[J]. Occupational and environmental medicine, 2018, 75(1): 66 – 75.

[281] ZHAN Y, WANG M, SHI J. Lagged influences of customer mistreatment on employee mood: moderating roles of maladaptive emotion regulation strategies. Individual sources, dynamics, and expressions of emotion [J]. Emerald group publishing limited, 2014: 203 – 224.

[282] ZHANG J Y, BEATTY S E, MOTHERSBAUGH D. A CIT investigation of other customers's influence in services[J]. Journal of services maeketing, 2010, 24(5): 389 – 399.

[283] ZHANG C X, LU L X, WU X, et al. Attentional modulation of the earlycortical representation of speech signals in informational or energetic masking [J]. Brain lang, 2014(135): 85 – 95.

[284] ZHANG C X, TAO R X, ZHAO H. Auditory spatial attention modulates the unmasking effffect of perceptual separation in a "cocktail party" environment[J]. Neuropsychologia, 2019(124): 108 – 116.